すべての医療機関で役立つ

抗菌薬耐性対策サーベイランス 必読ガイド

編集
村木 優一（三重大学医学部附属病院薬剤部）
北原 隆志（長崎大学病院薬剤部）
西村 信弘（島根大学医学部附属病院薬剤部）

じほう

執筆者一覧

【編　集】

村木　優一（三重大学医学部附属病院薬剤部）
北原　隆志（長崎大学病院薬剤部）
西村　信弘（島根大学医学部附属病院薬剤部）

【執　筆】

村木　優一（三重大学医学部附属病院薬剤部）
丹羽　　隆（岐阜大学医学部附属病院薬剤部／生体支援センター）
鈴木　景子（岐阜大学医学部附属病院薬剤部／生体支援センター）
村上　啓雄（岐阜大学医学部附属病院生体支援センター）
森岡　　悠（名古屋大学医学部附属病院中央感染制御部）
八木　哲也（名古屋大学大学院医学系研究科臨床感染統御学）
高橋　佳子（兵庫医科大学病院薬剤部）
木村由美子（長崎大学病院検査部）
栁原　克紀（長崎大学大学院医歯薬学総合研究科病態解析・診断学分野／
　　　　　　長崎大学病院検査部）
筒井　敦子（国立感染症研究所細菌第二部）
前田　真之（昭和大学薬学部臨床薬学講座感染制御薬学部門）
二木　芳人（昭和大学医学部内科学講座臨床感染症学部門）
西村　信弘（島根大学医学部附属病院薬剤部）
冨田　隆志（広島大学病院薬剤部）
西　　圭史（杏林大学医学部付属病院医療安全管理部／感染対策室）
浜田　幸宏（愛知医科大学病院薬剤部）
室　　高広（長崎大学病院薬剤部）
北原　隆志（長崎大学病院薬剤部）

（執筆順）

序　文

　2011 年，世界保健機関（WHO）は，世界保健デーで薬剤耐性を取り上げ，国際社会に「One Health（ワンヘルス）」に基づく取り組みを推進する必要があることを訴えました。One Health とは，ヒトの健康を保つために，ヒト，動物，環境といった垣根を超え，包括的にとらえて研究，教育するという活動です。

　2015 年 5 月の世界保健総会では，薬剤耐性（AMR）に関するグローバル・アクション・プランが採択され，加盟各国は 2 年以内に AMR に関する自国の行動計画を策定することを求められました。不適切な抗菌薬の使用から，薬剤耐性菌が世界的に増加する一方，新たな抗菌薬の開発は減少しており，国際社会において深刻な課題となっています。AMR に対する対策を何も取らなかった場合，2050 年には全世界で 1,000 万人が，AMR が原因で死亡すると予想されています。同年翌 6 月にドイツで開催された先進国 7 カ国首脳会議（G7）でも AMR は主要課題の一つとして議論されました。

　これらを受け，わが国でも AMR に対して国家レベルで対策を始めています。官邸に「国際的に脅威となる感染症対策関係閣僚会議」を設置し，その下に「薬剤耐性に関する検討調整会議」が置かれました。関係省庁と議論および調整を行い，2016 年 4 月に関係省庁・関係機関等が協働して集中的に取り組むべき対策として，AMR 対策アクションプランが決定されました。

　このアクションプランでは「薬剤耐性ワンヘルス動向調査会議（仮称）」を設置し，AMR や抗微生物薬使用量の推移や対策等について定期的に分析・評価することが示されています。医療・介護分野としてもレセプト情報・特定健診等情報データベース（NDB）の活用等により，抗微生物薬の使用量に関する情報収集を拡充することを目標としており，適切な薬剤耐性対策サーベイランスの重要性はますます大きくなると考えられます。

　今後，病院はもとより，高齢者施設，在宅ケアなどにおいても抗菌薬使用量の動向を調査することも非常に重要になると考えられます。

　規模の大きい病院などでは抗菌薬使用状況サーベイランスは主に薬剤師が担当しているかと思われますが，中小の病院や医院・クリニックにおいては医師，看護師をはじめ，薬剤師以外の医療職の方が担当する場合もあるかと思います。高

齢者施設などにおいては，今後は介護職員の方々も抗菌薬使用状況サーベイランスについて理解しておく必要が出てくることが予想されます。

　そのため，すべての医療関係者に薬剤耐性対策サーベイランスの必要性，重要性を理解してもらうとともに，そのサーベイランスの方法について理解しておくことは，実際に調査を行う場合はもちろん，行わない場合においても有益です。

　本書では抗菌薬サーベイランスの方法や利活用について，スペシャリストの方々にわかりやすく解説してもらっています。医療に関わるさまざまな方々に活用いただき，本書がAMRの脅威から国民の健康を守る一助となれば幸いです。

2016年7月

北原　隆志
村木　優一
西村　信弘

Contents

本書における AUD と DOT の用語について ……………………………………… xi
本書で使用されている略語一覧 …………………………………………………… xii

1 Antimicrobial use density（AUD）とは　　　村木 優一　2

- ❶ ATC/DDD システム …………………………………………………… 2
    1　医薬品の適正使用や合理的な使用を評価するための「ものさし」　2
    2　医薬品分類法 …………………………………………………… 2
- ❷ DDD（defined daily dose）…………………………………………… 4
- ❸ AUD（antimicrobial use density）………………………………… 8
- ❹ ATC/DDD システムを用いた使用量調査の実際 ………………… 9
- ❺ まとめ …………………………………………………………………… 11

> 注意すべきピットフォール
> ・AUD の単位 ……………………………………………………… 7
> ・AUD を過大・過小評価する影響因子 ……………………… 8
> ・引用するデータ元の取り扱い ………………………………… 9
> ・医薬品の切り替えや新規採用時の取り扱い ……………… 11

2 Days of therapy（DOT）とは　　　丹羽 隆，鈴木 景子，村上 啓雄　12

- ❶ はじめに ………………………………………………………………… 12
- ❷ 抗菌薬使用量評価の問題点 …………………………………………… 12
- ❸ DOT 法 …………………………………………………………………… 13
- ❹ AUD と比較した，DOT の特徴 ……………………………………… 14
- ❺ AUD/DOT ……………………………………………………………… 15
- ❻ 海外での抗菌薬使用量の集計方法の状況 ………………………… 15
- ❼ DOT 法による集計の実際 …………………………………………… 16

❽ DOT法，AUD/DOTでここまでわかる …………………………… 18
❾ まとめ ……………………………………………………………… 19

> **注意すべきピットフォール**
> ・DOTの単位 …………………………………………………… 17

3 Point prevalence survey とは　　　森岡 悠, 八木 哲也　22

❶ Point prevalence survey (PPS) とは ………………………………… 22
　1　概説 ……………………………………………………………… 22
　2　世界における報告 ……………………………………………… 23
　3　日本における報告 ……………………………………………… 23
❷ PPSの具体的な調査方法について ………………………………… 26
❸ まとめ ……………………………………………………………… 28

> **注意すべきピットフォール**
> ・PPSの限界 …………………………………………………… 26

4 Antibiotic heterogeneity とは　　　高橋 佳子　30

❶ Antibiotic heterogeneity …………………………………………… 30
❷ 抗菌薬許可制と届出制 ……………………………………………… 30
❸ 抗菌薬サイクリング，抗菌薬ミキシング ………………………… 31
❹ Antibiotic heterogeneity index (AHI) …………………………… 33
❺ AHIを用いた評価の実際 …………………………………………… 35
❻ まとめ ……………………………………………………………… 38

> **注意すべきピットフォール**
> ・チームで実践する抗菌薬ミキシング …………………………… 34
> ・選択する抗菌薬の違いによるAHI評価の違い ………………… 37

5 感受性データの取り扱い　　　　　　　木村 由美子, 栁原 克紀　40

- ❶ 感受性データを得るためには …………………………… 40
  - 1 検査法 ………………………………………………… 40
  - 2 判定基準の違い ……………………………………… 40
- ❷ 薬剤耐性菌 …………………………………………………… 43
- ❸ 自施設における薬剤感受性データの共有 …………… 44
- ❹ 地域における薬剤感受性データの共有 ……………… 46
- ❺ まとめ ………………………………………………………… 50

> **注意すべきピットフォール**
> ・MICとブレイクポイントの違い ……………………… 42
> ・CREとCPEの違い ……………………………………… 44
> ・同一患者で繰り返し分離された場合の取り扱い ……… 48
> ・薬剤感受性データは他施設と単純には比較できない ……… 50

6 JANISデータと利用法　　　　　　　　　　筒井 敦子　52

- ❶ JANISの概要 ……………………………………………… 52
  - 1 サーベイランスシステム確立までの道のり ……… 52
  - 2 JANISの特徴 ………………………………………… 53
  - 3 データの精度管理 …………………………………… 54
- ❷ 薬剤耐性菌サーベイランスのデータ収集 …………… 55
  - 1 検査部門 ……………………………………………… 55
  - 2 全入院患者部門 ……………………………………… 56
- ❸ 院内感染症サーベイランスのデータ収集 …………… 58
  - 1 手術部位感染（SSI）部門 …………………………… 58
  - 2 集中治療室（ICU）部門 ……………………………… 58
  - 3 新生児集中治療室（NICU）部門 …………………… 60
- ❹ 公開情報と還元情報 ……………………………………… 61
  - 1 検査部門 ……………………………………………… 64

2	全入院患者部門	64
3	手術部位感染(SSI)部門	65
4	集中治療室(ICU)部門	65
5	新生児集中治療室(NICU)部門	65

❺ まとめ ………………………………………………………………… 65

> **注意すべきピットフォール**
> ・サーベイランスは前向き？ 後ろ向き？………………………… 59
> ・MRSAの分離率が7％？………………………………………… 60
> ・大腸菌におけるセフォタキシム(CTX)耐性が，2013年の
>   17.8％から2014年は12.6％に減少？……………………… 63

7 Antimicrobial stewardshipとは　　前田 真之, 二木 芳人　68

❶ Antimicrobial stewardship (抗菌薬適正使用支援)とは ………… 68
❷ Antimicrobial stewardshipガイドライン ……………………… 69
　　1　AMSガイドラインの概要 ……………………………………… 69
　　2　ASPガイドラインの概要 ……………………………………… 70
　　3　ASPsのベースとなる重要なプログラム …………………… 71
❸ Antimicrobial stewardship活動の実際 ………………………… 73
❹ Antimicrobial stewardshipの評価 ……………………………… 73
　　1　評価に関する問題 ……………………………………………… 73
　　2　AMSの評価, 効果測定 ………………………………………… 75
❺ まとめ ………………………………………………………………… 75

> **注意すべきピットフォール**
> ・手段と目的を混同しない………………………………………… 73
> ・得られた結果の拡大解釈に注意！ ……………………………… 74

8 抗菌薬使用量統計の実際　　　西村 信弘，冨田 隆志　78

- ❶ 抗菌薬使用量統計の国内外における現状 ………………………… 78
- ❷ 抗菌薬使用量の単位は？ …………………………………………… 79
  - 1　サーベイランスの種類による使い分け ……………………… 79
  - 2　薬剤使用データの取得と取り扱い …………………………… 82
  - 3　多施設サーベイランスのデータ集計と統計 ………………… 85
- ❸ 抗菌薬使用量の評価に用いる臨床指標 …………………………… 86

> **注意すべきピットフォール**
> ・緑膿菌の薬剤耐性率とカルバペネム使用量との関係 ………… 86

9 消毒薬使用量調査　　　西 圭史　90

- ❶ 手指消毒薬の使用量調査 …………………………………………… 90
  - 1　手指消毒薬の使用量を調査する目的 ………………………… 90
  - 2　手指消毒薬の使用量を調査する方法 ………………………… 90
  - 3　遵守率を100％と仮定した場合の計算例 …………………… 92
- ❷ 高水準消毒薬の使用量調査 ………………………………………… 94
  - 1　内視鏡への高水準消毒薬使用について ……………………… 94
  - 2　病棟での高水準消毒薬使用について ………………………… 94
- ❸ 中水準と低水準の消毒薬使用量調査 ……………………………… 96
- ❹ まとめ ………………………………………………………………… 98

> **注意すべきピットフォール**
> ・高水準消毒薬だけの使用量調査では不十分 …………………… 95
> ・中水準消毒薬と低水準消毒薬の使い分け ……………………… 97

ix

10 院内における使用量調査の利用 浜田 幸宏 100

- ❶ 抗菌薬および消毒薬使用量調査 …………………………… 100
- ❷ 調査利用のための組織作り ………………………………… 100
- ❸ 調査結果の活用 ……………………………………………… 101
- ❹ 抗菌薬の使用量調査利用と介入の実際 …………………… 101
- ❺ まとめ ………………………………………………………… 108

> **注意すべきピットフォール**
> ・抗菌薬や消毒薬と耐性率に関する解析方法 ………… 106

11 地域連携における使用量調査の利用 室 高広, 北原 隆志 110

- ❶ 感染防止対策における地域連携 …………………………… 110
- ❷ 地域における抗菌薬使用量調査の重要性 ………………… 112
- ❸ 情報共有の実践 ……………………………………………… 112
  - 1 情報共有の始め方 …………………………………… 112
  - 2 情報の活用方法 ……………………………………… 114
- ❹ 地域特性の把握と活用 ……………………………………… 118
- ❺ これからの課題 ……………………………………………… 120

> **注意すべきピットフォール**
> ・施設の特性を考慮する ……………………………… 116
> ・負担の偏りに注意！ ………………………………… 119
> ・集計方法をそろえる ………………………………… 120

索引 …………………………………………………………………… 122

本書における AUD と DOT の用語について

・AUD：antimicrobial use density
・DOT：days of therapy
・DDD：daily defined dose

　「AUD」はわが国で一般的に使用されている用語ですが，海外ではあまり繁用されておらず，特に海外誌では用いられていないことのほうが多いです。「AUD」は，一定期間における抗菌薬の力価総量を WHO で定められた「DDD」で除した値（DDDs）を患者のべ日数で補正した値であり，単位は「DDDs/100 bed-days」などで示されます。
　一方，「DOT」は AUD のような用語として考えると理解しやすく，一定期間における抗菌薬の治療日数の合計（DOTs）を患者のべ日数で補正した値であり，単位は「DOTs/100 bed-days」などで示されます。

　本書においては，この定義に従って記載していますので，この定義をしっかりと理解して読み進めることをお勧めします。
　本書では DDD と DDDs，DOT と DOTs は，それぞれ示す数値の意味が異なることになります。下記の例題を参考にしてください。

> **例題**
>
> 　500床の医療機関で1カ月間に抗菌薬 A（DDD = 2）の使用量を調査したところ，50g 使用されていました。さらに，抗菌薬 A が投与された各患者における投与日数の合計は 50 日でした。また，1カ月間の入院患者のべ日数は 1,000 日でした。

このとき，それぞれの値は以下のようになります。

　・DDDs ＝ 50（総使用量）÷ 2（DDD）＝ 25 DDDs

　・AUD ＝（25（DDDs）÷ 1,000（入院患者のべ日数））× 100
　　　　＝ 2.5 DDDs/100 bed-days

　・DOTs ＝ 50（DOTs）

　・DOT ＝（50（DOTs）÷ 1,000（入院患者のべ日数））× 100
　　　　＝ 5 DOTs/100 bed-days

本書で使用されている略語一覧

略語	フルスペル	意味
AUD	antimicrobial use density	抗菌薬使用密度
AHI	antibiotic heterogeneity index	抗菌薬使い分け指数
AMS	antimicrobial stewardship	抗菌薬適正使用支援
ASPs	antimicrobial stewardship programs	抗菌薬適正使用支援プログラム
AST	antimicrobial stewardship team	抗菌薬適正使用支援チーム
ATC分類	anatomical therapeutic chemical分類	解剖治療化学分類
DDD	defined daily dose	1日仮想平均維持量
DOT	days of therapy	抗菌薬使用日数（※抗菌薬を投与した日のみ。投与期間とは異なる）
ICT	infection control team	感染制御チーム
INN	international nonproprietary name	国際一般名
JAN	Japanese accepted name	医薬品一般的名称
LOT	length of therapy	抗菌薬使用期間
MIC	minimum inhibitory concentration	最小発育阻止濃度
PAMS	periodic antibiotic monitoring and supervision	定期的な抗菌薬のモニタリングと管理（抗菌薬ミキシングの方法の1つ）
PDD	prescribed daily dose	実際に処方されている用量
PPS	point prevalence survey	一時点での有病率調査
RDD	recommended daily dose	推奨される1日の維持投与量
TDM	therapeutic drug monitoring	治療薬物モニタリング

すべての医療機関で役立つ
抗菌薬耐性対策サーベイランス必読ガイド

1. Antimicrobial use density（AUD）とは
2. Days of therapy（DOT）とは
3. Point prevalence surveyとは
4. Antibiotic heterogeneityとは
5. 感受性データの取り扱い
6. JANISデータと利用法
7. Antimicrobial stewardshipとは
8. 抗菌薬使用量統計の実際
9. 消毒薬使用量調査
10. 院内における使用量調査の利用
11. 地域連携における使用量調査の利用

Antimicrobial use density(AUD)とは

村木 優一

> **POINT**
> - ATC/DDD システムは WHO が提唱する医薬品分類法の1つです
> - AUD は，ある一定期間，ある範囲で使用された抗菌薬の密度を示しています
> - DDD は，WHO が定義したある条件下における維持投与量です
> - 抗菌薬の使用動向調査は抗菌薬適正使用を推進するための有用な指標の1つです

1 ATC/DDDシステム

1 医薬品の適正使用や合理的な使用を評価するための「ものさし」

　医薬品の適正使用や合理的な使用を評価するためには「ものさし」が必要となります。その「ものさし」として，医薬品の使用本数や力価，売上高などが用いられてきました[1]。一方，1つの国際一般名（international nonproprietary name；INN）もしくは医薬品一般的名称（Japanese accepted name；JAN）には併売品やジェネリック医薬品など複数の商品名や規格が存在します。したがって，INN や JAN で定められている1つの医薬品使用量を把握するには，それらすべての使用量を把握し，合算しなければなりません。また，各医薬品の維持量は異なるので，同じ薬効に対して比較する場合には単に使用本数や力価の合算では評価できません。さらに，抗菌薬は，その構造に応じて細かく分類されており，分類ごとの比較をより困難なものとしています（図1）。それらを解決する指標の1つとして WHO（世界保健機関）が提唱する ATC/DDD（anatomical therapeutic chemical/defined daily dose）システムがあります[2, 3]。

2 医薬品分類法

　医薬品を分類する際に使用される番号やコードには，
　① 日本標準商品分類番号
　② 薬効分類番号
　③ 薬価基準収載医薬品コード
　④ 統一商品コード
　⑤ JAN（Japanese article number）コード
　⑥ 承認番号
　⑦ JAPIC（日本医薬情報センター）コード
　⑧ YJ（個別医薬品）コード
　⑨ レセプト電算処理システムコード
　⑩ HOT 番号

1 Antimicrobial use density (AUD) とは

⑪ATC 分類

に代表されるように多数存在します。このうち，⑪の ATC 分類は，WHO が提唱する医薬品の分類方法であり，各医薬品は効果をもたらす部位・器官および作用能・化学的特徴によっていくつかのグループに分けられます（図2）。

ATC 分類は，5水準からなる医薬品コードが主成分の薬効別に付与されます[2,3]。図2に一

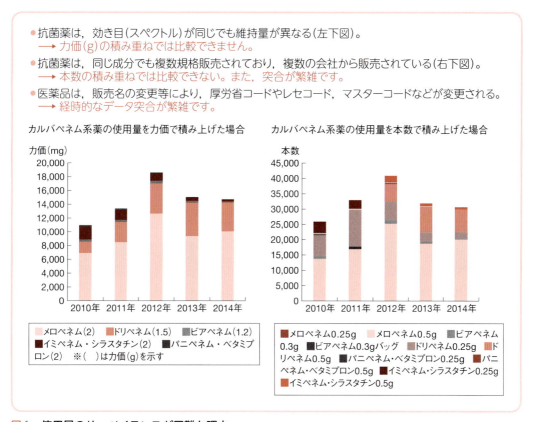

図1　使用量のサーベイランスが困難な理由

図2　ATC 分類

〔WHO Collaborating Centre for Drug Statistics Methodology：ATC/DDD Index（http://www.whocc.no/atc_ddd_index/）より引用〕

例を示しますが，一般名メロペネム（代表的な商品名：メロペン®）では，第1水準のanatomical main group（解剖学的メイングループ），第2水準のtherapeutic subgroup（治療的サブグループ），第3水準のpharmacological subgroup（薬理学的サブグループ），第4水準のchemical subgroup（化学的サブグループ），第5水準のchemical substance（化学物質）を含めたコードで一般名の医薬品が一意に定められます．つまり，全身的に使用する抗感染症薬（J），全身的に使用する抗微生物薬（J01），他のβラクタム系抗菌薬（J01D），カルバペネム系薬（J01DH），メロペネム（J01DH02）といった具合です．そのため，各成分の使用量を後述するAUDで算出し，各水準で集計した場合，各水準に対する使用量も求めることが可能です．

❷ DDD（defined daily dose）

DDDとはdefined daily doseの頭文字であり，医薬品の主な適応症に対する成人の1日仮想平均維持量を示します[4]．

その際，注意が必要な点として
① 主な適応症に対して設定されており，抗菌薬では中等症を想定している
② 成人（体重70kg）の仮想平均投与量である
③ 治療上の維持量である
④ 投与経路に応じて異なる

などがあげられます．そのため，DDDはあくまでも測定単位であり，「実際に処方されている用量（prescribed daily dose；PDD）」や「1日量の推奨量（recommended daily dose；RDD）」ではありません[5]（表1）．また，DDDは永久的に不変なものではなく変更されることもあり，新規に設定された場合，3年以内に見直され，その後最低5年は据え置きとなります．

定められたDDDの検索方法を図3に示します．まず，インターネットサイト[2]にATCコードもしくは一般名を入力します．入力後，各投与経路（Inhal：吸入，R：直腸，N：経鼻，SL：舌下／口腔／口腔粘膜，O：経口，TD：経皮，P：非経口，V：膣）に応じたDDDが表示されます．先述したメロペネムでは，DDDとして2，単位としてg，投与経路としてP（非経口）と示されま

表1 DDD（維持量）とPDD（処方量），RDD（推奨量）の関係

略語	正式名称	意味	既報に基づいた関係
DDD	Defined Daily Dose	主な適応症に対する成人の1日仮想平均維持量	● 腎機能低下時にはDDD，PDD，RDDが同等
PDD	Prescribed Daily Dose	処方された1日用量の平均値	● DDDとの適合率は36％ ● RDDとの適合率は58％ ● DDDより32％過大評価 ● RDDであれば9％過小評価
RDD	Recommended Daily Dose	推奨される1日の維持投与量	● 診療ガイドラインに基づきRDDで投与している施設では，DDDを使用してAUDを算出した場合，過大評価する可能性がある

〔WHO Collaborating Centre for Drug Statistics Methodology：Guidelines for ATC classification and DDD assignment 2014, 2013, de With K, et al：Infection, 37（4）：349, 2009をもとに作成〕

1 Antimicrobial use density (AUD)とは

①以下のアドレスよりサイトにアクセスし，ATCコードもしくは一般名を入力する。

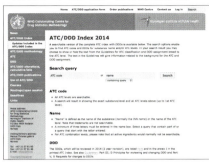

http://www.whocc.no/atc_ddd_index/

②該当する医薬品があれば表示されるため，クリックする。

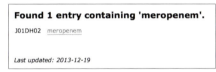

③該当する医薬品のATCコード，DDD，単位，投与経路が表示される。

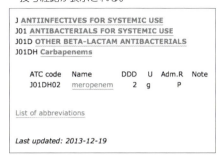

投与経路（Adm.R）に記載されている略語表記の意味は以下のとおり。

- Inhal：吸入
- N：経鼻
- O：経口
- P：非経口
- R：直腸
- SL：舌下／口腔／口腔粘膜
- TD：経皮
- V：膣

図3 DDDの検索方法

す。DDDが設定されるのはATCコードが付与済みの医薬品に限定され，ATCコードがあってもDDDが設定されていない医薬品もあります。そのため，日本でしか承認されていないような抗菌薬の場合にはDDDが付与されていないこともあります。多施設で使用量を調査する場合には共通のDDDを用いる対応が必要となりますし，論文等で報告する際は，定義した値を記載しておく必要があります。

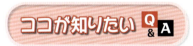

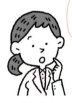

Q DDDが日本の承認用量や推奨用量と異なる場合はどうすればよいですか？

A 諸外国や施設間比較するためには，WHOが定義したDDDを用いる必要があります。

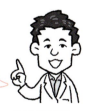

　　DDDには，上述したようにさまざまな注意点があげられます。そのため，各国の事情に合わない場合も存在しますが，諸外国や施設間で比較するためには，用いる「ものさし」を同じにする必要がありますので，WHOが定義したDDDを使用されることをお勧めします。また，異なるDDDを定義した場合には，その旨を記載しなければなりませんし，他の報告と比較する場合にも注意が必要です。

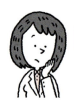
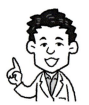

Q DDDは小児患者にも適応できますか？

A 小児患者には適応できません。

　DDDは体重70kgの成人を対象としているため，小児の使用動向調査には適していません[4]。そのため，医療機関における抗菌薬使用量を後述のAUDで評価する場合，施設環境や患者背景によっては過大あるいは過少評価する可能性があります。調査を行う際には小児患者も対象に含めているかどうかについて把握しておく必要があります。一方，小児など投与量の概念を含めることによりミスリーディングしてしまう問題点を改善する方法の1つとしてdays of therapy（DOT，次章参照）という概念があります。一方，多施設間で調査を行う際は，小児患者のデータを含めているかどうかについて，明確にしておく必要があります。

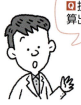
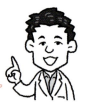

Q 抗菌薬には合剤がありますが，使用量を算出するにはどうすればよいですか？

A 規格に配合剤を含む場合やそうでない場合，単位が別に設定されている場合がありますので以下の点に注意する必要があります。

　抗菌薬の使用量を調査する際，合剤の集計方法は注意しなければなりません（表2）[6]。例えばアンピシリン／スルバクタムなどの合剤について使用量を把握する場合，アンピシリンとして使用量を算出します。つまり，アンピシリン／スルバクタムは配合比が2：1であり，ある一定期間におけるアンピシリン／スルバクタム1.5gの使用本数が10本であった場合には1.5g×10＝15gではなく，アンピシリンとして1.0g×10＝10gとして算出しなければなりません。一方，イミペネム／シラスタチンでは，規格にシラスタチンを含まないため，ある一定期間にイミペネム／シラスタチン0.5gが10本使用されている場合には0.5g×10＝5gとなります。

　一方，合剤のなかにはUD（ユニットドーズ）で設定されていることがあります。主にアンピシリン／クロキサシリン（DDD＝2UD）やスルファメトキサゾール／トリメトプリムが該当しますが，スルファメトキサゾール／トリメトプリムは錠剤としての設定しかありません〔DDD＝4UD（Tab）〕。アンピシリン／クロキサシリンでは2UDはアンピシリン1g＋クロキサシリン1gを示しており，使用量を算出するにはアンピシリン／クロキサシリンとして使用量（g）を算出し，DDDを2として計算します。スルファメトキサゾール／トリメトプリムは，内服としてのDDDが4UDであることから，1UDはスルファメトキサゾール0.4g，トリメトプリム0.08gとなります。そのため，わが国で上市されているバクトラミン®であれば，1アンプルが1UDとなることから，使用量をアンプル数で集計し，DDDを4として計算することになります。

1 Antimicrobial use density（AUD）とは

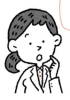

Q 規格が国際単位など，力価（g）ではない抗菌薬の取り扱いを教えてください。

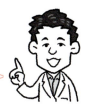

A 本数から国際単位へ変換する方法と国際単位を力価換算する方法があります。

　抗菌薬の使用量を調査する際，解釈に困る点として力価ではない規格単位の取り扱いがあげられます。AUD は DDD で補正することにより，他の系統の抗菌薬間の比較を可能としますが，抗菌薬の規格単位には「mg」や「g」だけでなく「IU（国際単位）」が存在します。例えばベンジルペニシリンの DDD は 3.6g ですが，0.6g が 100 万単位に相当します。そのため，ある一定期間におけるペンジルペニシリン 100 万単位の使用量が 12 バイアルだった場合，合計量は 1,200 万単位（0.6g × 12 ＝ 7.2g）となり，7.2g ÷ 3.6g（DDD）＝ 2 と計算するか，DDD を 600 万単位と読み替えて 1,200 万単位 ÷ 600 万単位（DDD）＝ 2 として計算します。最近，販売された多剤耐性緑膿菌感染症に使用するコリスチンについても DDD は 300 万単位と定義されており，コリスチン 150mg は 450 万単位に相当するため，DDD は 0.1g として解釈します。

表2　配合剤において注意が必要な抗菌薬

一般名	配合比	DDD
●規格に配合剤を含んでいるもの		
アンピシリン／スルバクタム	2:1	2g（アンピシリンとして）
ピペラシリン／タゾバクタム	8:1	14g（ピペラシリンとして）
セフォペラゾン／スルバクタム	1:1	4g（セフォペラゾンとして）
●規格に配合剤を含んでいないもの		
イミペネム／シラスタチン	1:1	2g（イミペネムとして）
パニペネム／ベタミプロン	1:1	2g（パニペネムとして）
●上記に含まれないもの		
アンピシリン／クロキサシリン	1:1	2UD（2UDはアンピシリン1g＋クロキサシリン1g）
スルファメトキサゾール／トリメトプリム	5:1	4UD*（1UDはスルファメトキサゾール0.4g、トリメトプリム0.08g）

＊スルファメトキサゾール／トリメトプリムは，錠剤しか DDD が設定されていない。

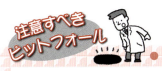

● AUD の単位

　施設間や国家間の比較を行う際に用いられている AUD の単位に注目しなければなりません。例えば単位が DDDs/100bed-days で示された施設の値と DDDs/1,000patient-days で示された施設の値は，算出時に 100 あるいは 1,000 を乗じているので，見かけ上 10 倍の差が生じています。したがって，自施設のデータ等を比較検討する際にはそれぞれの単位を読み替えて解釈してください。

❸ AUD (antimicrobial use density)

抗菌薬使用密度〔AUD（※ DDDs と表現する報告も多い）〕は，調査期間における抗菌薬使用量を力価（g）で集計し，それを定義された維持投与量（DDD，g）で除した値をさらに調査期間の患者のべ日数で除した値に 100 もしくは 1,000 を乗じて算出します（図4）。単位は報告によって異なりますが，DDDs/100 bed-days，DDDs/1,000 patient-days などで示されます。WHO のガイドラインには薬の消費量（売上高や処方データ）を示す場合には DDDs/1,000 inhabitants/day を使用し，院内の消費量を考慮する場合には DDDs/100 bed-days を使用することを推奨しています[4]。

AUDで示される値の解釈は，先述したメロペネム（DDD＝2）が日本で1.0 DDDs/1,000 inhabitants/day と推計された場合，「今日，2gのメロペネムを非経口的に投与されている人が国民 1,000 人

$$AUD(DDDs/100\ bed\text{-}days) = \frac{抗菌薬使用量(g)/DDD(g)}{入院患者のべ在院日数(bed\text{-}days)} \times 100$$

※報告によってはDDDs/1,000 inpatient-daysやDDDs/patient-days，DDDs/100 patient-daysなども使用されている。

図4 抗菌薬使用密度（AUD；antimicrobial use density）の計算式

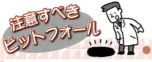

AUD を過大・過小評価する影響因子

診療科間や施設間あるいは国家間の比較を行う際，AUD に及ぼす影響因子を考慮しなければなりません。AUD は，①調査対象範囲における医薬品の使用頻度，②平均在院日数，入院期間や病床稼働率，③WHO が設定する DDD と実際の処方量と乖離の大きい医薬品，④小児，透析など特殊病態の患者などの影響を受けます[7]。そのため，以下のようなシチュエーションでは AUD が過大・過小評価されることがあるため，注意が必要です。

- 1つの医療機関において診療科間の抗菌薬使用量を比較する際，抗菌薬の使用頻度が高い集中治療室とほとんど使用されない精神神経科などが存在している。
- 地域連携を行っている施設間で使用量を比較する際，調査対象となる医療機関に急性期病院や慢性期病院，精神科などの単科病院を含み，医薬品の使用頻度や入院期間が大きく異なっている。
- 国家間においてある系統の使用量を比較する際，比較したい系統の抗菌薬のなかに WHO が設定する DDD と実際の処方量や承認用量との乖離の大きい抗菌薬（例：アンピシリンの DDD は 2g と非常に少ない）を含んでいる。

あたり1人いる」ことを示しています。また，メロペネムのある施設における，ある期間の使用量が3.0 DDD/100 bed-daysであれば「ある施設における，ある期間に2gのメロペネムが非経口的に投与されている患者が100床中3人いる」ことを示しています。

❹ ATC/DDDシステムを用いた使用量調査の実際

ATC/DDDシステムを用いて抗菌薬使用量を調査する具体例を次に示します（図5）。
① ある範囲（病院全体あるいは診療科など），ある一定期間（1カ月あるいは1年など）における抗菌薬の使用量をレセプトデータ等から抽出します（図5の①）。
② Microsoft Excel®等の集計機能を利用し，後発医薬品への切替等に伴い変更された販売名や複数規格採用している抗菌薬に対して使用量（本数）を医薬品一般的名称に対して1つにまとめます（図5の②）。
③ 医薬品一般的名称ごとに集計した使用量（本数）に規格等を乗じて力価（g）にします（図5の③）。
④ 医薬品一般名称ごとにATCコードが付与されているため，それぞれのDDDを調べます。さらに，対象とした一定期間の入院患者のべ日数を調査します（図5の④）。
⑤ 図4で示した式に従い，求めた使用量（力価）をDDDで除した後，入院患者のべ日数でさらに除して，100あるいは1,000を乗じることによりAUDを算出します（図5の⑤）。

これらの算出式は，あらかじめMicrosoft Excel®などで計算式を組むことで簡便に算出する方法もありますが，現在，自動でAUDやDOTが算出できるシステム[8]（https://www.jacs.asia）が構築されています。

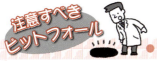
引用するデータ元の取り扱い

医薬品の使用量データを利用する際，主な手段として①レセプトデータ，②電子カルテ等の実施データ，③薬剤部門システム等の処方データ，④卸からの購入データなどがあげられます。①レセプトデータや②実施データを使用することが最も信頼性が高くなります。一方，返品や実施状況が反映されていない③処方データや④購入データは過大評価してしまう可能性があります。また，多施設で調査を実施する際は，利用したデータ元を明らかにし，調査方法に明記する必要があります。さらに，小児や集中治療室などの特殊病態の患者では，実施量が端数（例：500mg規格のうち，400mgを使用する場合）となることが多く，手書きによるチャート等の運用により，①レセプトデータや②実施データの使用量が実施量ではなく払い出し本数となっている場合にも注意が必要です。

① ある範囲（病院全体あるいは診療科など），ある一定期間における抗菌薬使用量をレセプトデータ等から抽出する

② 集計機能などを利用し，異なる販売品名や複数規格採用している抗菌薬を医薬品一般的名称に対して1つにまとめる

③ 医薬品一般的名称ごとに算出した使用量本数（左）に規格等を乗じる（右）

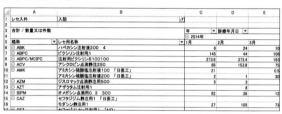

④ 医薬品一般的名称ごとにATCコードが付与されており（1列目Ⓐ），DDDが設定されている（5列目Ⓑ）。また，ある一定期間における入院患者のべ日数を調査する（3行目Ⓒ）

⑤ 対象範囲における入院患者のべ日数（3行目Ⓒ）および③で算出した使用量本数（力価：6〜9列目Ⓓ），DDDから図4で示した式を用いてAUDを算出する（10〜14列目Ⓔ）

図5　ATC/DDDシステムを用いた使用量調査の実際

1 Antimicrobial use density（AUD）とは

❺ まとめ

　本項では AUD について基本的に知っておいてほしい知識から応用まで幅広くまとめました。本手法は経年的あるいは系統別など施設内，施設ごと，国家間等において抗菌薬使用量の比較を可能としますが，その算出方法や値の解釈は非常に複雑かもしれません。しかしながら，本手法は抗菌薬だけでなく他の医薬品についても応用可能であり，世界で幅広く利用されています。そのため，正しく理解して使いこなす能力を身につけることは，今後さまざまな分野でも医薬品の使用状況を把握することを起点とした医薬品の適正使用に関する研究を展開することにもつながります。

　現在，世界的に耐性菌が問題視され，抗菌薬適正使用支援（antimicrobial stewardship）の推進が求められています。そのようななか，わが国における耐性菌動向や医療制度改革にあわせて感染症領域において特定の教育を受けた資格をもつ専門スタッフが抗菌薬の使用動向を掌握し続けることは，わが国の医療政策の妥当性を世界へ発信するために必要な客観的指標の構築につながるものと考えられます。

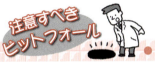 ● 医薬品の切り替えや新規採用時の取り扱い

　使用量のデータを定期的に抽出する際，マスター等で管理するコードが変更されることがあり，経時的に使用量を調査する場合には，コード漏れに伴う使用量データの欠落に注意が必要です。例えば，後発医薬品へ切り替えや販売名変更に伴う経過措置品目に該当した場合，あるいは新規に販売された医薬品を採用した場合等があげられます。使用量データの抽出時には，実情と異なる使用量データとなっていないか十分に確認しなければなりません。

参考文献

1) 藤田芳正，他：特定抗菌薬使用許可制の導入に関する臨床的検討．環境感染，20（1）：31-36, 2005
2) WHO Collaborating Centre for Drug Statistics Methodology：ATC/DDD Index（http://www.whocc.no/atc_ddd_index/）
3) 津谷喜一郎，他：ATC/DDDとは何か―医薬品の合理的使用を目指すものさし．薬剤疫学，9（2）：53-58, 2004
4) WHO Collaborating Centre for Drug Statistics Methodology：Guidelines for ATC classification and DDD assignment 2014, 2013
5) de With K, et al：Comparison of defined versus recommended versus prescribed daily doses for measuring hospital antibiotic consumption. Infection, 37（4）：349-352, 2009
6) WHO Collaborating Centre for Drug Statistics Methodology：List of DDDs combined products（http://www.whocc.no/ddd/list_of_ddds_combined_products/）
7) Kwint HM, et al：Intensification of antibiotic use within acute care hospitals in the Netherlands. J Antimicrob Chemother, 67（9）：2283-2288, 2012
8) 厚生労働科学研究費補助金事業 抗菌薬使用動向調査システム（https://www.jacs.asia/）

2 Days of therapy（DOT）とは

丹羽 隆，鈴木 景子，村上 啓雄

> **POINT**
> - DOT 法は抗菌薬の1日用量にかかわらず，投与された日数を集計する方法です
> - DOT 法による抗菌薬使用量の集計には，各症例の投与データが必要です
> - AUD/DOT は AUD 法による集計値と DOT 法による集計値の比です
> - DOT 法と AUD/DOT を利用することにより，抗菌薬使用量のより詳細な分析が可能です

1 はじめに

　感染制御チーム（infection control team；ICT）の会議にて抗菌薬の使用量を報告した際に，「使用量が減少したといっても本当に適正に使用されているのか？」，「1日用量が増加しているのだから使用量が増加してもよいのでは？」と言われた経験がある薬剤師は少なくないと考えます。Days of therapy（DOT）法はこの状況を解決する抗菌薬使用量の集計法です。しかしながら，「DOT」と言われた際に，ICT のメンバーであってもよく知らないという声もしばしば聞かれます。本項ではこの DOT 法を紹介するとともに，antimicrobial use density（AUD）法と DOT 法を利用した抗菌薬使用量の集計法を紹介します。

2 抗菌薬使用量評価の問題点

　抗菌薬使用量は1日あたりの投与量，投与日数および使用人数の3つの要素から構成されます[1]。従来の考え方では，抗菌薬の不適正使用は投与日数が長い，あるいは使用人数が多いといった要因によるものであるため，抗菌薬使用量の増加は不適正使用を示唆しました。しかしながら，近年では pharmacokinetics/pharmacodynamics（PK/PD）の観点から，時間依存性薬剤であるβ-ラクタム系抗菌薬では，1日あたりの投与量を増加させる必要性が浸透しつつあり，さらに添付文書用量の増量改訂がなされた結果，1日あたりの投与量増加による抗菌薬使用量の増加という現象が起こっています。このため，抗菌薬の総使用量の監視では使用量の増加が1日用量の増量による適正な増加であるのか，あるいは長期間にわたる不適正な使用に基づくものか判断しにくくなってきました。

　AUD 法は WHO が推奨しており，わが国でも普及しつつある抗菌薬使用量の集計法です。しかし本法は，抗菌薬の総グラム数に基づいた集計法であるため，1日あたりの投与量，投与日数および使用人数のすべての要素を含んでいます。このため，AUD 法による使用量評価では，使用量の増加が適正な増加であるか否かが評価できません。

❸ DOT法

　DOT法は抗菌薬の1日用量にかかわらず，投与された日数を集計する方法です（図1）。例えばセファゾリンを1回1g，1日1回を2日間使用した場合と1回1g，1日3回を2日間使用した場合はともに2 DOTと計算します。1人の患者がメロペネムとアミカシンを3日間併用した場合は「メロペネム3 DOT」，「アミカシン3 DOT」の「合計6 DOT」と集計します（表1）。また，AUD同様に入院患者のべ在院日数で補正をします。DOT法は米国疾病予防管理センター（Centers for Disease Control and Prevention；CDC）が推奨する方法であり，海外では抗菌薬使用量の新たな指標として評価が高まっています。

　本法は，1日あたりの投与量，投与日数および使用人数の3つの要素のうち，投与日数および使用人数のみを反映する指標となります（図2）。わが国では1日あたりの投与量を増加させる必要性が浸透するのに伴い，1日あたりの投与量が増加しつつありますが，DOT法は1日用量を加味しません。そのため，DOT法による集計値が増加した場合には投与日数，あるいは使用人数の増加による不適正な要素のみを含む増加と判定することができます。したがって，DOT法による使用量集計はわが国では特に意義が大きいと考えられます。ただし，わが国では1日用量の適正化も重要であるため，1日用量を加味しないDOT法のみで使用量を評価することは危険

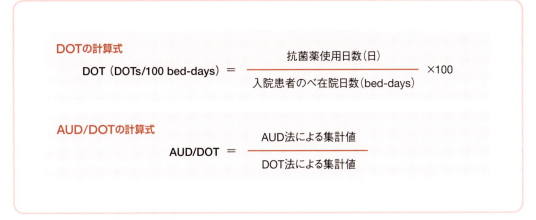

図1　DOT，AUD/DOTの計算式

表1　DOTの計算の一例

		12月28日(月)	12月29日(火)	12月30日(水)
メロペネム 点滴	1g 8時間ごと	投与実施 23:00	投与実施 7:00　15:00　23:00	投与実施 7:00
アミカシン 点滴	400mg 24時間ごと	投与実施 23:00	投与実施 23:00	投与実施 23:00
計算方法				
抗菌薬日数(合計)		メロペネム日数＝1 アミカシン日数＝1	メロペネム日数＝1 アミカシン日数＝1	メロペネム日数＝1 アミカシン日数＝1

〔森兼啓太，他・編：サーベイランスのためのCDCガイドライン 改訂5版．p148，メディカ出版，2012をもとに作成〕

と考えます．DOT 法による使用量の評価には，後に紹介する AUD/DOT をあわせて評価するのがよいでしょう．

❹ AUD と比較した，DOT の特徴

表2 に AUD 法と DOT 法の比較を示しました．Gravatt らの総説によれば，欧米では DOT 法による集計値は AUD 法による集計値よりやや大きくなるものの，ほぼ同等とされていますが[2]，わが国の報告では DOT 法による集計値は AUD 法による集計値と大きく異なります[3]．AUD 法は WHO が定める DDD 規定値の変更，DDD 規定値と実際の投与量との乖離といった問題があるのに対して DOT 法は，1 日用量を加味しませんので，その影響を受けません．また，DDD 規定値は成人の維持投与量を基準に定められているため，AUD 法は小児の使用量集計には不向きですが，DOT 法は小児の使用量集計にも利用できます．DOT 法の最大の難点は，集計するために各症例の投与データが必要となることであり，AUD 法に比較して集計は煩雑となります．

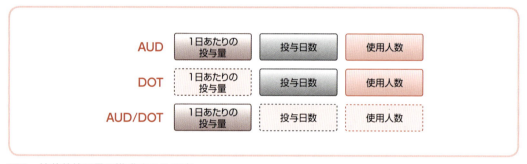

図2　抗菌薬使用量を構成する 3 要素

表2　AUD 法と DOT 法の比較

	長所	短所
AUD	● 他施設や国家間の抗菌薬使用量の比較が可能 ● 算出に必要な情報が総グラム数のみであるため，集計が容易である ● 患者レベルのデータを必要としない	● 各薬剤の DDD がわが国の実際の投与量と乖離している場合には，異なる系統間の使用量比較はできない ● 総使用量の評価であるため，適正な増加か否かの判定が困難である ● WHO の DDD 規定値がしばしば変更される ● 小児の集計には不向きである ● 腎機能低下症例では過小評価となる
DOT	● WHO の DDD 規定値の変化，DDD 規定値と実際の投与量との乖離に影響されない ● 小児の集計にも利用できる ● 1 日用量を加味しない集計法であるため，適正な増加か否かの判定ができる	● 1 日用量を加味しないため，1 日用量の適切性を評価できない ● 投与された日のみをカウントするため，投与期間とは異なる ● 各症例の投与データが必要であるため，集計が煩雑である ● わが国では十分に普及しておらず，他施設との比較が困難である

〔丹羽 隆，他：日本環境感染学会雑誌，29：333-339，2014，Polk RE, et al：Clin Infect Dis, 44：664-670, 2007, Ibrahim OM, et al：Infect Dis Clin North Am, 28：195-214, 2014 をもとに作成〕

❺ AUD/DOT

　AUD/DOTは，AUD法による集計値とDOT法による集計値の比です（図1）。1日あたりの投与量，投与日数および使用人数のすべての要素を含むAUD法による集計値を投与日数および使用人数の要素を含むDOT法による集計値で除すことにより，1日用量の指標として利用できます（図2）。1日用量が少ない施設では1日用量の適正化が推進されるとAUD/DOTが増加します。各薬剤のDDDが成人の標準的な維持投与量とほぼ等しく設定されている抗菌薬では，AUD/DOTの理想値は1と考えることができますので，ICTとしては1を目指して用量の適正化に取り組むとよいでしょう。

❻ 海外での抗菌薬使用量の集計方法の状況

　2011年にカリフォルニアの病院で行われた抗菌薬使用量のサーベイランスでは，AUD法による集計が11病院，DOT法による集計が8病院であったと報告されており[4]，DOT法が広く利用されるようになっています。

　AUD法のゴールは，容易に入手できる抗菌薬購入額データ等を利用してDOT法による集計値を予測することとされます。AUD法はWHOが推奨する抗菌薬集計法であり，処方データなどが電子的に入手できない欧州で広く利用されています。対して米国の多くの施設では，処方データやバーコードによる投与データから直接DOT法により抗菌薬使用量を集計しています[5]。

ココが知りたい Q&A

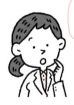

Q 隔日投与の場合，DOTはどのように集計しますか？

A 隔日投与の場合は，投与された日のみをカウントします。

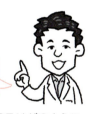

　隔日投与の場合や，抗菌薬終了の2日後に抗菌薬再開となった場合，DOTはどのように集計するのかといった疑問を持たれる場合が散見されます。隔日投与の場合は，投与された日のみをカウントします。DOT法は治療期間ではなく，抗菌薬に曝露された日数と認識されるとよいでしょう。投与開始から投与終了までの日数はlength of therapy (LOT)といわれています。投与開始から投与終了までを集計するLOTは，投与された日のみを集計するDOT法よりも集計者の労力が大きくなります。なお，Kubinらが腎機能に応じて減量されている場合のDOT値に与える影響をセフトリアキソン，タゾバクタム／ピペラシリン，バンコマイシン，トブラマイシン，レボフロキサシンで検討しています。通常の投与された日のみを集計する方法と投与開始から投与終了までの日数を集計する方法を比較した結果，

セフトリアキソン，タゾバクタム／ピペラシリン，レボフロキサシンでは両集計方法で得られた集計値は同等であり，バンコマイシン，トブラマイシンでは，投与開始から投与終了までの日数を集計した値が投与された日のみを集計する方法に比較して大きくなったと報告しています。ただし，統計学的に有意差はなかったとしています[6]。

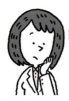
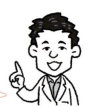

Q DOTはどれくらいの値がよいのですか？

A わが国には指標となる数値がありません。今後のサーベイランスが期待されます。

　AUDはわが国でもサーベイランス等が行われ，データが蓄積されつつあります。一方，DOTの報告はほとんどないため，現状ではベースラインデータが存在しません。海外のDOTに関するサーベイランスデータは多数存在しますが，AUD同様にわが国とは大きく異なることが推察されます。そのため，DOTは自施設の経時的な推移をみて評価する必要があります。一方，AUD/DOTは，DDDが標準的な1日用量と等しい抗菌薬では理想値は1となります。したがって，ICTはAUD/DOTを1に近づけることが用量の適正化の目標になります。なお，腎機能低下症例では1日用量を減ずるため，腎機能低下症例が多い施設ではAUD/DOTは小さくなります。DOT，AUD/DOTいずれもわが国でのベースラインを確立すべく，わが国におけるサーベイランスデータの収集が望まれます。

7 DOT法による集計の実際

　DOTを集計するためには，各症例の投与データが必要です。中止情報が反映されていない場合もある薬剤部データよりも，実際の投与データである医事課データを利用して集計すべきです。以下に筆者らの施設でのDOT法による集計法を示します（図3）。

① 筆者らの施設では，医事課の生データは，1投与ごとのデータとして抽出されます。すなわち，12月20日にメロペネム　1回0.5g，1日2回の投与がなされていた場合，「12月20日，メロペネム　1回0.5g，1日1回」が2列として抽出されます。

② Microsoft Excel® などの集計機能を利用して「12月20日，メロペネム　1回0.5g，1日1回」が2列となっている状態を「12月20日，メロペネム　1回0.5g，1日2回」に集計します。

③ Microsoft Excel® などの集計機能を利用してメロペネムの行数を集計します。

④ 得られた数値を入院患者のべ日数で除し，100あるいは1,000を乗じることによって補正した値がDOTの値です（DOTs/bed-days）。

　AUDに比較して集計が煩雑であるとされていますが，各症例の投与データが電子データとして入手できれば，集計機能を利用して容易に集計が可能です。また，これらの算出式は，あらかじめMicrosoft Excel®等で計算式を組むことによって簡便に算出することも可能です。また，自動でAUDやDOTによる算出ができるシステム[7]が構築されています。

2 Days of therapy (DOT) とは

(i) ある範囲（病院全体あるいは診療科など），ある一定期間における抗菌薬使用量をレセプトデータなどから抽出

患者ID	患者名	開始日	性別	年齢	診療科名	医師名	実施時間	薬品名称	入力用量
*******1	○○ ○○	2015/12/20	女	68	泌尿器科	△△ △△	**:**:**	メロペン点滴用バイアル0.5g	1
*******1	○○ ○○	2015/12/20	女	68	泌尿器科	△△ △△	**:**:**	メロペン点滴用バイアル0.5g	1
*******1	○○ ○○	2015/12/21	女	68	泌尿器科	△△ △△	**:**:**	メロペン点滴用バイアル0.5g	1
*******1	○○ ○○	2015/12/21	女	68	泌尿器科	△△ △△	**:**:**	メロペン点滴用バイアル0.5g	1
*******1	○○ ○○	2015/12/22	女	68	泌尿器科	△△ △△	**:**:**	メロペン点滴用バイアル0.5g	1
*******1	○○ ○○	2015/12/22	女	68	泌尿器科	△△ △△	**:**:**	メロペン点滴用バイアル0.5g	1
*******1	○○ ○○	2015/12/23	女	68	泌尿器科	△△ △△	**:**:**	メロペン点滴用バイアル0.5g	1
*******1	○○ ○○	2015/12/23	女	68	泌尿器科	△△ △△	**:**:**	メロペン点滴用バイアル0.5g	1
*******1	○○ ○○	2015/12/24	女	68	泌尿器科	△△ △△	**:**:**	メロペン点滴用バイアル0.5g	1
*******1	○○ ○○	2015/12/24	女	68	泌尿器科	△△ △△	**:**:**	メロペン点滴用バイアル0.5g	1
*******1	○○ ○○	2015/12/25	女	68	泌尿器科	△△ △△	**:**:**	メロペン点滴用バイアル0.5g	1

(ii) 集計機能などを利用して抗菌薬を投与した日数を集計する

患者ID	患者名	性別	年齢	薬品名称	開始日	合計/入力用量
*******1	○○ ○○	女	68	メロペン点滴用バイアル0.5g	2015/12/20	2
				メロペン点滴用バイアル0.5g	2015/12/21	2
				メロペン点滴用バイアル0.5g	2015/12/22	2
				メロペン点滴用バイアル0.5g	2015/12/23	2
				メロペン点滴用バイアル0.5g	2015/12/24	2
				メロペン点滴用バイアル0.5g	2015/12/25	2
				メロペン点滴用バイアル0.5g	2015/12/26	2
				メロペン点滴用バイアル0.5g	2015/12/27	2
*******2	○○ ○○	女	83	メロペン点滴用バイアル0.5g	2015/12/20	2
				メロペン点滴用バイアル0.5g	2015/12/21	2
*******3	○○ ○○	男	64	メロペン点滴用バイアル0.5g	2015/12/22	1
				メロペン点滴用バイアル0.5g	2015/12/23	4
				メロペン点滴用バイアル0.5g	2015/12/24	6
				メロペン点滴用バイアル0.5g	2015/12/25	6
				メロペン点滴用バイアル0.5g	2015/12/26	6
				メロペン点滴用バイアル0.5g	2015/12/27	6
				メロペン点滴用バイアル0.5g	2015/12/28	6
*******4	○○ ○○	女	69	ゾシン静注用4.5g	2015/12/20	3
				ゾシン静注用4.5g	2015/12/21	3

メロペネム DOTs=17

図3　DOT法による集計の実際

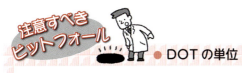

● DOTの単位

　AUD同様に施設間や国外の報告と比較する際にDOTの単位に注意が必要です。主に使用される単位は「DOTs/1,000 patient-days」，「DOTs/100 patient-days」ですが，「DOTs/admission」が使用される場合もあります。血液内科のような長期入院となる診療科では「/patient-days」と「/admission」で乖離が大きくなると報告されています[8]。

❽ DOT法，AUD/DOTでここまでわかる

　DOT法，AUD/DOTにて抗菌薬使用量を評価するとどのような解析ができるのか具体例を示します（図4）。

■事例1　メロペネム

　メロペネムは，投与回数を増加させる必要がある時間依存性の抗菌薬であり，近年，添付文書の増量改訂もなされた薬剤でもあります。本薬剤のAUD法による集計値の経時的推移は有意な増加を認めており，従来のAUD法による集計のみでは，適正な使用量増加であるのか長期投与による不適正な増加であるかが判定できません。しかし，DOT法による集計値には増減を認めず，AUD/DOTが有意に増加しています。以上のことから，メロペネムの総使用量の増加は，使用日数または使用人数の増加による不適正な要素を含まず，1日用量の増加に起因した適正な増加であると判定できました。DOT法，AUD/DOTを組み合わせることにより，適正な増加であるか否かを分析できた事例です。

■事例2　セフタジジム

　セフタジジムはAUD法による集計値，DOT法による集計値がともに有意に減少しましたが，AUD/DOTには増減がなかったことから，1日用量に変化はなく，使用日数または使用人数の減少によって総使用量が減少したと判定できました。従来のAUD法による集計のみであれば，総使用量が減少しており，問題なしと判定されるところですが，セフタジジムは投与回数を増加させるべき時間依存性の薬剤であるにもかかわらず，AUD/DOTが増加していません。したがって，セフタジジムの用量の適正化が不十分であり，ICTは1日用量の増量による適正化に取り組む必要があると分析できます。これは，DOT法，AUD/DOTを組み合わせることにより，ICTとしての新たな問題点を抽出できたよい事例です。

■事例3　テイコプラニン

　テイコプラニンの場合はAUD法による集計値は増減を認めていませんが，DOT法による集計値は有意に減少し，AUD/DOTは有意に増加しています。このことから，1日用量は増加しましたが，使用日数または使用人数は減少したために総使用量は見かけ上変化していないと判定できました。総使用量に変化はないものの，1日用量が増加し，使用日数または使用人数が減少したことから，適正な使用に変化していると分析できます。DOT法，AUD/DOTを組み合わせることにより，抗菌薬の使用の質の変化を分析できたよい事例です。

　以上，DOT法を利用することによって，AUD法のみでは分析できない適正な増加であるのか否かを判定できた事例を示しました。さらに，総使用量が減少，あるいは変化のない薬剤は従来，ICTとして問題視されませんでしたが，DOT法を利用することにより，さらなる適正使用の推進のための介入点を見出すことも可能となった事例を示しました。

2 Days of therapy (DOT) とは

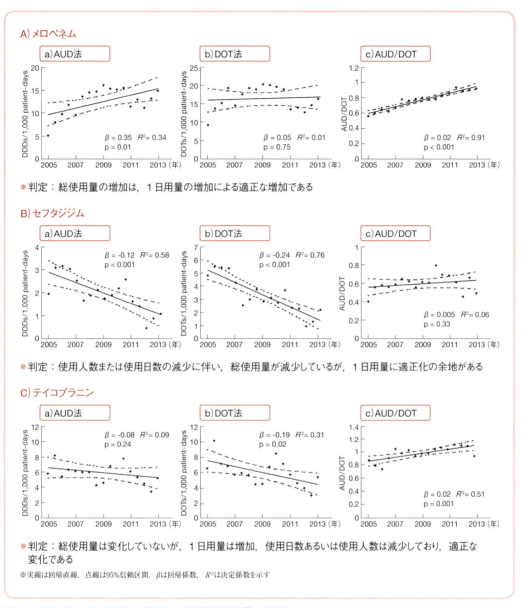

図4 AUD法とDOT法を利用した抗菌薬使用量の評価

〔丹羽 隆, 他：Defined daily dose (DDD) と days of therapy (DOT) を用いた抗菌薬使用量の評価. 日本環境感染学会雑誌, 29：333-339, 2014 より作成〕

⑨ まとめ

本項では、DOT法について基本的な部分から実践的利用法まで幅広く紹介しました。AUD法がわが国でも広く利用されるようになり、施設内、施設間の経年的なサーベイランスも行われるようになってきました。しかしながら、抗菌薬適正使用の考え方は、従来の使用届出制、許可制による総使用量の抑制という考え方から、個々の症例の薬剤選択、1日用量、投与日数を最適

化するという考え方に大きく変遷しつつあります．AUD法は，総使用量の評価法であるため，1日用量，投与期間の評価はできず，限界があります．さらに抗菌薬の1日用量の増加傾向により，抗菌薬の使用量評価がより複雑となりつつあるなかで，DOT法，AUD/DOTを利用することによって1日用量，投与日数の評価が可能となります．DOT法はAUDに比較するとわが国ではまだ十分に認識されていませんが，多くの先生方がDOT法を利用して抗菌薬の使用量を集計してみること，さらにDOT法を利用することによって抗菌薬の使用量がより正しく分析できることを検証いただくことがわが国におけるDOT法の普及の第一歩と考えます．

参考文献

1) 丹羽 隆，他：Infection Control Teamによる全入院患者を対象とした注射用抗菌薬適正使用推進実施体制の確立とアウトカム評価．医療薬学，38：273-281，2012
2) Gravatt LA, et al：Challenges in measuring antibiotic consumption. Curr Infect Dis Rep, 15：559-563, 2013
3) 丹羽 隆，他：Defined daily dose (DDD) と days of therapy (DOT) を用いた抗菌薬使用量の評価．日本環境感染学会雑誌，29：333-339，2014
4) Trivedi KK, et al：The state of antimicrobial stewardship programs in California, Infect Control Hosp Epidemiol, 34：379-384, 2013
5) Ibrahim OM, et al：Antimicrobial use metrics and benchmarking to improve stewardship outcomes: methodology, opportunities, and challenges. Infect Dis Clin North Am, 28：195-214, 2014
6) Kubin CJ, et al：Lack of significant variability among different methods for calculating antimicrobial days of therapy, Infect Control Hosp Epidemiol, 33：421-423, 2012
7) 厚生労働科学研究費補助金事業 抗菌薬使用動向調査システム（http://www.jacs.asia）
8) Kuster SP, et al：Quantitative antibiotic use in hospitals: comparison of measurements, literature review, and recommendations for a standard of reporting. Infection, 36：549-559, 2008

2 Days of therapy (DOT) とは

☐ Memo

3 Point prevalence surveyとは

森岡 悠, 八木 哲也

> **POINT**
> - Point prevalence survey (PPS)とは，ある一時点における横断的な疫学調査で，調査時点における入院患者背景，医療関連感染症，抗微生物薬使用などを包括的に調査します
> - 世界的には国全体，多国間のPPSがすでに施行されており，経年的な変化も報告されています
> - 日本においてはPPSの疫学データが乏しく，今後の施行が望まれる調査です

❶ Point prevalence survey (PPS)とは

1 ● 概説

　Point prevalence survey (PPS)は，ある1日における院内における入院患者背景(年齢，入院期間，基礎疾患，デバイス留置など)，医療関連感染症(用語解説参照)とその起因微生物，使用されている薬剤などを横断的に調査する手法のことを指します。「包括的サーベイランス」に分類されるサーベイランス手法になります。この手法は感染に関連した情報を広く調査することが可能となり，病院の「全体像」を調べるためのサーベイランスという位置づけです。一方で，通常広く行われているサーベイランスは「血流感染サーベイランス」や「人工呼吸器関連肺炎／人工呼吸器関連イベントサーベイランス」など，「ターゲット(対象限定)サーベイランス」であり，対象となる疾患の発生率を調べるサーベイランスとなります。

　PPSはある一時点での調査であり，疾患については「有病率(＝prevalence)」を表し，「発生率(＝incidence)」を調査するものではありません。また，抗微生物薬の使用状況についても，

用語解説 ● 医療関連感染症

　医療関連感染症は，下記のように定義されることが多いです[1, 2]。
① 入院3日目以降に発症した感染症
② 退院して2日以内に発症した感染症
③ 手術部位感染症では通常30日以内に生じた場合
④ 人工物に関連した手術部位感染症では1年以内に生じた場合
⑤ *Clostridium difficile* 感染症では退院後28日以内に発症した場合

使用している患者の割合，使用されている薬剤はわかりますが，AUD や DOT，DDD などの「使用量」をもとに評価を行うものではありません。

ターゲットサーベイランスよりも広範囲に調査するため，労力と時間を要し，日本において広く行われているとはいいがたい調査方法です。

2 ● 世界における報告

世界的には，国全体，EU 全体など，多施設・多国間から多数報告されており，世界的に広く行われている疫学調査です。また，経年的な変化を報告した報告や，抗微生物薬についての大規模な PPS 結果も多数報告されています。規模の大きいものでは，欧州，米国多施設など，また，発展途上国からも多数の報告があります[1-3]。PPS を経年的に行うことで，医療関連感染症や抗微生物薬に関する経年的変化などの報告や[4]，ICU に特化した PPS の報告など[5]，多数の報告があります。調査項目は報告ごとに若干異なりますが，基本的に同一の調査手法を用いるため，医療関連感染症の発生状況や，抗微生物薬の使用状況など国を超えた比較が可能です。

3 ● 日本における報告

2014 年に名古屋大学医学部附属病院（以下，名大病院）で PPS を行った報告を紹介します[6]。全入院患者は 841 人で，うち 85 人（10.1%）が合計 90 の医療関連感染症を発症していました。抗微生物薬の使用者は 308 人で，合計 494 の抗微生物薬の全身投与がなされていました。名大病院の調査結果との米国，欧州の報告と比較したものを表1～3，図1 に示します[1, 2, 6]。また，名大病院の抗微生物薬の使用状況は図2，3 に示します。われわれの報告は単一の大学病院からの報告であり，市中病院を含めた多数の施設からの報告である米国・欧州の報告と単純に比較はできませんが，それでも次のような特徴が挙げられます。詳しくは参考文献6）をご参照ください。

表1　調査時の全患者の情報

		名大病院 (n＝841)	米国 (n＝11,282)	欧州 (n＝14,329)
男性 (%)		54.9	44.4	49.3
年齢	中央値（四分位）	61 (37-62)	ND	ND
	65歳以上 (%)	44.3	39.4	41.8
入院期間	中央値（四分位）	10 (3-29)	3 (1-6)	ND
	0-7日 (%)	38.2	ND	59.6
	8-14日 (%)	19.1	ND	19.7
	15日以上 (%)	42.7	ND	20.7
PVC 留置あり (%)		29.8	ND	47.2
CVC 留置あり (%)		15.6	18.8	11.1
UC 留置あり (%)		11.8	23.6	17.5
医療関連感染症あり (%)		10.1	4.0	7.1
抗微生物薬投与あり (%)		36.6	51.9	36.3

ND：no data，PVC：抹消静脈カテーテル，CVC：中心静脈カテーテル，UC：尿カテーテル

〔Magill SS, et al : N Engl J Med, 370 (13) : 1198-1208, 2014, Zarb P, et al : Euro Surveill, 17 (46) : pii:20316, 2012, Morioka H, et al : Am J Infect Control, 44 (7) : e119-123, 2016 より作成〕

①入院期間が圧倒的に長い
②医療関連感染症の有病率が諸外国の報告と比較して高い（10.1%）
③周術期抗菌薬の期間が長い事例が多い（Post Operative Day 3 以降が31.1%）．また，経口の抗菌薬の処方割合が多い（40.3%）
④医療関連感染症で最も頻用されている抗微生物薬はカルバペネム系薬である

　①については，日本の入院期間は世界で最も長い国の1つと報告されており[7]，PPSでもそれを裏づける形となりました．また，②〜④については，今後各診療科にフィードバックを行い，改善を目指していく予定です．
　そのほか，集中治療領域でIMPRESSという国際的なPPSのサーベイランスや，Global-PPSという抗微生物薬の使用状況や耐性菌に関する国際的な調査に参加している施設もあり，日本の疫学状況の報告が待たれます〔本稿執筆の2016年4月現在，論文化はなされていません〕．

表2　医療関連感染症の内訳

	名大病院 （n＝90）	米国 （n＝504）	欧州 （n＝1,531）
肺炎　（%）	20.0	21.8	25.7
手術部位感染症　（%）	16.7	21.8	18.9
血流感染症　（%）	11.1	9.9	17.2
尿路感染症　（%）	5.6	12.9	17.2
腹腔内感染症　（%）	6.7	17.1	7.8
皮膚軟部組織感染症　（%）	2.2	3.2	3.9
その他	37.7	13.3	9.3

〔Magill SS, et al : N Engl J Med, 370（13）: 1198-1208, 2014, Zarb P, et al : Euro Surveill, 17（46）: pii:20316, 2012, Morioka H, et al : Am J Infect Control, 44（7）: e119-123, 2016 より作成〕

表3　医療関連感染症の起因微生物内訳 (%)

	名大病院 （n＝58）	米国 （n＝481）	欧州 （n＝1,165）
腸内細菌科	27.6	28.5	34.7
黄色ブドウ球菌	15.5	11.2	12.1
腸球菌	10.3	9.1	9.8
緑膿菌	10.3	7.5	11.2
Streptococcus 属	6.9	5.0	3.9
Clostridium difficile	5.2	12.7	ND
その他	24.1	26	28.3

〔Magill SS, et al : N Engl J Med, 370（13）: 1198-1208, 2014, Zarb P, et al : Euro Surveill, 17（46）: pii:20316, 2012, Morioka H, et al : Am J Infect Control, 44（7）: e119-123, 2016 より作成〕

3 Point prevalence surveyとは

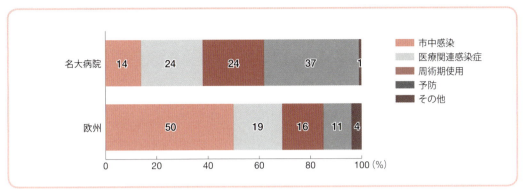

図1　抗微生物薬の使用目的
〔Zarb P, et al：Euro Surveill, 17（46）：pii:20316, 2012．Morioka H, et al：Am J Infect Control, 44（7）：e119-123, 2016 より作成〕

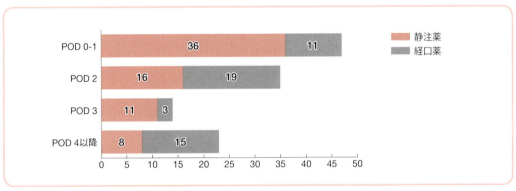

図2　名大病院における周術期抗菌薬数
〔Morioka H, et al：The First Point Prevalence Survey of Healthcare-Associated Infection and Antimicrobial Use in a Japanese University Hospital: A Pilot Study. Am J Infect Control, 44（7）：e119-123, 2016 より引用〕

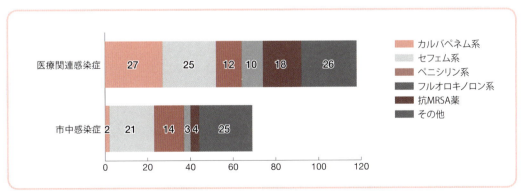

図3　名大病院における感染症治療薬の内訳
〔Morioka H, et al：The First Point Prevalence Survey of Healthcare-Associated Infection and Antimicrobial Use in a Japanese University Hospital: A Pilot Study. Am J Infect Control, 44（7）：e119-123, 2016 より引用〕

❷ PPSの具体的な調査方法について

　調査日を設定し，調査日の一時点における患者情報を入手します。他国の報告では，AM8時時点での全入院患者，あるいは調査対象病棟（ICUなど）を調査することが多いようです。調査項目については，各施設で調べたい報告を設定することになります。計画の段階でどのような調査項目で行うかの検討は必要です。年齢，入院期間，病棟，主科，留置デバイスの有無，医療関連感染症の有無と詳細（起因菌含む），使用抗微生物薬などが調査されていることが多いようです。Q＆Aもご参照ください。

　通常では閲覧することのないすべての患者カルテをみることになりますので，各施設の倫理委員会の承認を得て行う形が望ましいでしょう。

ココが知りたい Q&A

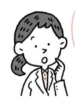 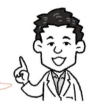

Q ICTのメンバーが少なく，全入院患者を対象とした調査は難しいです。

A 対象・調査項目を絞って行うことは可能です。

　対象とする科・あるいは病棟を絞ることで負担を減らすことは可能です。また，調査項目を絞ることで負担を減らすこともできるでしょう。病院・ICTの規模にもよりますが，各施設のICTメンバーのみで行うには限界があると思われますので，ICT以外の方からも協力を得られる形がよいでしょう。

注意すべきピットフォール

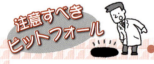

● PPSの限界

　横断的なある一時点での情報であり，「調査時点での病院で何が起こっているのか」を調べるための情報を収集するイメージであり，一つひとつの事象を深く追及するサーベイランスではありません。また，血流感染サーベイランスや手術部位感染サーベイランスと違い，特定の感染症の発生率を調べるサーベイランスの代用とはなりません。また，薬剤については，その時点で使用されていた薬剤使用の傾向・処方の質（適正な使用理由かどうかなど）を見ることが可能ですが，曜日によって使用されている薬剤数が異なる場合があること*，薬剤使用量調査の代用とはなりません。

＊　月曜日の調査では入院患者総数が少なく，周術期に使用される抗菌薬も少ないなどの影響が出ます。

3 Point prevalence surveyとは

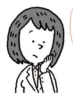
Q 他のサーベイランスと異なり，PPSのみで得られるメリットは何でしょうか？

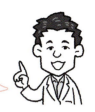
A 従来のサーベイランスの対象とならない方の疫学情報が入手可能です。

　調査項目の設定にもよりますが，入院患者背景，周術期抗菌薬を含めた抗生物薬の使用状況，調査機関における感染症の疫学情報などを入手可能です。通常のサーベイランスでは，「問題があった患者」もしくは「デバイスがあった患者」しか調査対象とならないと思われますが，全入院患者のある一時点における病院全体の医療関連感染症の状況，抗微生物薬の使用状況などの疫学情報を知ることができることが最大のメリットだと考えます。

　調査項目の設定次第ですが，その時点での抗微生物薬が適正に使用されていたのかなど，「質」の評価を行うことが可能です。また，経時的に行うことで介入に対する評価を行うことが可能です。

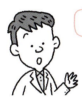
Q PPSのデータは再現性がありますか？

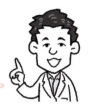
A 調査時期を一致させれば，再現性はかなりありそうです。

　名大病院では，2014年と2015年の2回にわたり7月の木曜日にPPSを行いました。医療関連感染症の内訳は変化が見られましたが，患者背景，起因微生物，使用されている薬剤の傾向など，おおむね2年間で再現性のあるデータが得られました。以上より，調査時期・曜日を一致させればバックグラウンドデータは1回の施行でも十分な可能性が高いと考えます。以後は負担を減らすためにも，ある程度簡略化したもので施行してもよいかもしれません。

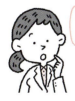
Q PPSを行う場合の参考資料はありますか？

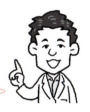
A ECDCが公開しているPPSのプロトコールがあります[8]。

　29ページに記載してある参考文献8)を参照してください。調査者らが設定した調査項目を調査する形になります。医療関連感染症の定義については，同プロトコールあるいはNHSN/CDCが公開している定義を元に判定するとよいでしょう。参考資料として，われわれが2015年度に行った調査票を図4に示します。

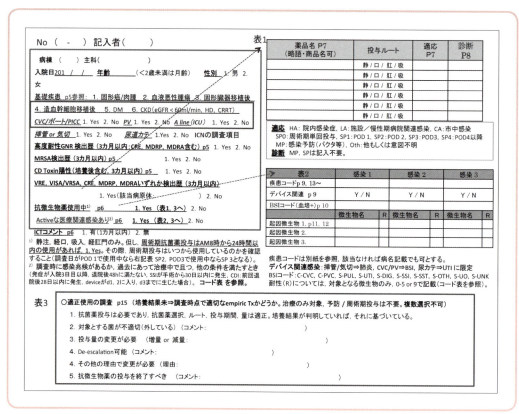

図4 調査表

❸ まとめ

　本項では，PPSについての概略をまとめました。本手法による疫学データは，世界中から広く報告されていますが，記載時点における日本におけるデータは十分なものはありません。

　日本においてはICT業務を専従で行っている方は少数であり，日々の業務に忙殺されている方が多いのではないのでしょうか。PPSで得られる情報によって，従来のサーベイランスでは得られなかった各病院の現状を明らかにすることができ，病院ごとの課題を抽出することが可能となると思われます。ICTのみで本サーベイランスを行える施設は少ないと考えられますので，協力してくれる方々と行うのが現実的だと考えます。

　将来的には，日本の多施設のPPSの疫学情報を広く発信することによって，日本の医療の課題を明らかにし，改善につなげていくことが必要と考えられます。

📖 参考文献

1) Magill SS, et al : Multistate point-prevalence survey of health care-associated infections. N Engl J Med, 370 (13) : 1198-1208, 2014
2) Zarb P, et al : The European Centre for Disease Prevention and Control (ECDC) pilot point prevalence survey of healthcare-associated infections and antimicrobial use. Euro Surveill, 17 (46) : pii:20316, 2012
3) Infect Control Hosp Epidemiol. 2011; 32 (10) : 1039-41
4) Xie DS, et al : Annual point-prevalence of healthcare-associated infection surveys in a university hospital in China, 2007-2011. J Infect Public Health,6 (6) : 416-422, 2013
5) Vincent JL, et al : The prevalence of nosocomial infection in intensive care units in Europe. Results of the European Prevalence of Infection in Intensive Care (EPIC) Study. EPIC International Advisory Committee. JAMA, 274 (8) : 639-644, 1995
6) Morioka H, et al : The First Point Prevalence Survey of Healthcare-Associated Infection and Antimicrobial Use in a Japanese University Hospital: A Pilot Study. Am J Infect Control, 44 (7) : e119-123, 2016
7) OECD : Length of hospital stay (https://data.oecd.org/healthcare/length-of-hospital-stay.htm)
8) European Centre for Disease Prevention and Control : Point prevalence survey of healthcare-associated infections and antimicrobial use in European acute care hospitals (http://ecdc.europa.eu/en/publications/Publications/0512-TED-PPS-HAI-antimicrobial-use-protocol.pdf)

4 Antibiotic heterogeneityとは

高橋 佳子

> **POINT**
> - 偏った抗菌薬の使用は，その抗菌薬に耐性をもつ細菌による院内感染の原因になります
> - Antibiotic heterogeneityとは抗菌薬の使い分けを意味し，抗菌薬を偏りなく使用するための介入の1つです
> - Antibiotic heterogeneity index (AHI)は，抗菌薬使用の偏りを確認するための簡便な指標の1つです

❶ Antibiotic heterogeneity

　限りある抗菌薬を長く活用していくためには，その抗菌薬に対する耐性菌の出現をいかに抑えるかが重要になります。抗菌薬の使用を減らすことで，耐性菌の出現を抑制することができるとされていることから，抗菌薬の適正使用が重要となります。

　耐性菌対策のための抗菌薬選択への介入システムとして，届出制，許可制，使用調査制（抗菌薬の使用状況を調査し，それに応じた介入）があります。偏った抗菌薬の使用は，その抗菌薬に耐性の細菌による院内感染の原因となるため，具体的な介入の目標として，antibiotic pressure control（抗菌薬選択圧の抑制）の1つであるantibiotic heterogeneity（抗菌薬の使い分け）の重要性が強調されています[1-4]。

❷ 抗菌薬許可制と届出制

　以前より行われている耐性菌対策として，特定の広域抗菌薬や高額な抗菌薬に対し，薬剤部や感染制御チーム（infection control team；ICT）による抗菌薬許可制，届出制があります。

　表1のように抗菌薬「A」に対する耐性菌が問題となっている施設において，許可制や届出制を導入することにより，抗菌薬「A」の使用を制限します。この介入法の問題点として，この際，適切に代替薬を指示しなければ，制限された抗菌薬「A」の次に使い慣れた抗菌薬「B」の使用が増え，いずれは抗菌薬「B」に対する耐性菌が問題となることが予想されます。結果的に許可制，届出制は，抗菌薬「A」から「B」に変更しただけのsingle switchになる傾向が認められています[5]。許可制や届出制は，使用制限のために導入される施設が多くみられますが，制限した抗菌薬の代替薬を適切に指示すること，またこれにより得られた使用目的などの情報は，薬剤部やICTで解析し，フィードバックを行うことが重要となります。

4 Antibiotic heterogeneityとは

表1 施設に対する介入法

	1〜3月	4〜6月	7〜9月	10〜12月
介入なし	**A**BCD	**A**BCD	**A**BCD	**A**BCD
抗菌薬許可制，届出制	A**B**CD	A**B**CD	A**B**CD	A**B**CD
抗菌薬サイクリング	A**B**CD	AB**C**D	ABC**D**	**A**BCD
抗菌薬ミキシング	ABCD	ABCD	ABCD	ABCD

抗菌薬「A」の使用頻度が高く，その耐性化が問題となっている施設に対する介入法．
アルファベットの文字の大きさは使用量を表す．

❸ 抗菌薬サイクリング，抗菌薬ミキシング

　抗菌薬サイクリングとは，表1に示すように抗菌薬「B」→「C」→「D」→「A」と一定期間，例えば表1では3カ月間ごとに治療抗菌薬として特定の抗菌薬を指定して，数種類の耐性機序，作用機序の異なる抗菌薬をサイクル，ローテーションさせて使用することにより，耐性化する前に次の抗菌薬に変更しようとする考えに基づいた使用方法です．しかしこの期間の設定には，1日，1週間，1カ月，半年，1年…といろいろ考えられますが，従来から主に検討されてきた3〜4カ月ごとにローテーションさせる方法に否定的な意見が報告されるようになり[6]，1カ月ごとのサイクリングや毎日指定抗菌薬を変更する daily rotation というレジメのサイクリングも検討されています．問題点としては，サイクルする期間が長すぎると，一定期間指定した抗菌薬による耐性化が危惧され，またサイクルする期間が短期間であると休薬期間も短くなり，不十分なコントロールや再使用による耐性菌感染の再燃化が懸念されます．

　抗菌薬ミキシングとは，元来，患者ごとに抗菌薬を変更する方法ですが[7,8]，日本では介入により同時期に複数の抗菌薬を使い分けて使用する方法の総称です．サイクルする抗菌薬を疾患別に指定する two-drug rotation[9] や毎日指定抗菌薬を変更する daily rotation も広義のミキシングと捉えられています．表1に示すように，4種類の抗菌薬を同時期に偏りなく使用することで，完全なミキシングが行われた場合には，理論的にはそれぞれの抗菌薬の使用比率は25%となります．問題点としては，耐性化が問題となっている抗菌薬「A」は引き続いて使用されることになり，次の期間も25%使用されることになるため，抗菌薬「A」に対する耐性菌対策としては，中途半端なものになってしまいます．あくまでもミキシングとは，各抗菌薬の使用頻度の平均化が目標であり，サイクリングのように off-cycle の抗菌薬を0%にすることを目指したものではありません．抗菌薬ミキシングの目的は，耐性菌によるアウトブレイクを鎮静化するだけでなく，不適切な抗菌薬の使用により今後発生することが予想されるアウトブレイクを予防することにあります．このミキシングを実施するためには，抗菌薬使用状況の正確な把握が必須となるため，第1章のAUD，第2章のDOTなど，抗菌薬の使用状況調査を正しく算出し，理解する必要があります．

　抗菌薬ミキシングの1つとして，periodic antibiotic monitoring and supervision (PAMS) というものが報告されています[10]．このPAMSとは，3カ月間の抗菌薬使用状況を調査

し(antibiotic monitoring),それをもとに次の3カ月間,抗菌薬使用を介入により調節し(supervision),使用頻度の高率な抗菌薬は使用を制限,低率な抗菌薬は使用を推奨,その間の使用頻度の抗菌薬は自由選択とする方法です。各施設の抗菌薬使用の傾向は異なるため,その目標とする抗菌薬使用を調節するための制限や推奨のラインは各施設で設定すればよいのですが,外科病棟で実施されたPAMSは,平均値＋標準偏差以上,または平均値の1.5倍以上を使用頻度が高い抗菌薬と定義し,次の3カ月間は使用を制限します。逆に平均値—標準偏差以下,または平均値の半分以下は使用頻度が低い抗菌薬と定義し,使用を推奨します。標準偏差が小さければ使用の偏りがないことになり,標準偏差が平均値の0.2倍以下を最終的な目標とし,この場合には使用条件を変更せずにそのまま使用を継続としています。この論文では,グラム陰性菌治療薬をタゾバクタム／ピペラシリン(TAZ/PIPC),第4世代セフェム系薬,イミペネム／シラスタチン(IPM/CS),メロペネム(MEPM),キノロン系薬の5つに分けて検討しています。その結果,対象期間中,最も一般的に選択されていたセフェピム(CFPM)やIPM/CSは,PAMS実施期間中に有意に減少し,逆にキノロン系薬とTAZ/PIPCの使用が有意に増加し,使用の偏りが改善されています(おのおの4.8％ vs. 21.4％と2.4％ vs. 21.4％,$p<0.01$)。アウトカムとして,耐性グラム陰性桿菌,緑膿菌による感染症の発生は減少傾向となり,グラム陽性菌による感染症は減少しませんでした。

ココが知りたい Q&A

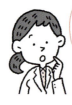
Q 耐性菌の対策は抗菌薬の適正使用のみ取り組めば大丈夫でしょうか？

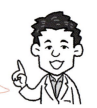
A 抗菌薬の適正使用のみ推進するだけでは限界な場合もあります。

耐性菌対策として,抗菌薬適正使用の他に,感染予防,迅速かつ正確な感染症診断と治療,手指衛生による伝播予防が必要とされています。そしてこれらは,並行して行うべきとされています。

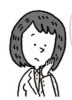
Q PAMSを実践し使い分けを行うだけで,耐性菌は減少するのでしょうか？

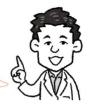
A PAMSを実践するだけではなく,de-escalationの推進やグラム陰性菌に対する抗菌薬は同じものを長期に使用せず,1週間で変更するなど,heterogeneityに加えて他の対策も必要となります。

4 Antibiotic heterogeneity index (AHI)

　図1は，兵庫医科大学病院（以下，当院）における抗緑膿菌活性を有する抗菌薬使用量AUDを百分率（%AUD）にして推移で示したものですが，2006年から2008年の抗菌薬の使用に偏りがある期間と2012年から2015年にかけての偏りがない期間，これらを数値として評価する方法はないのでしょうか？　前述したように偏りなく使用，つまりantibiotic heterogeneityを評価する方法として，antibiotic heterogeneity index（AHI）というものがあります[11]。AHIは，図2のような式で計算されます。式中のaiとは完全に抗菌薬が均等に使用（使い分け，heterogeneous）できたと仮定したときの使用比率を示し，biとは各抗菌薬の実際の使用比率，n

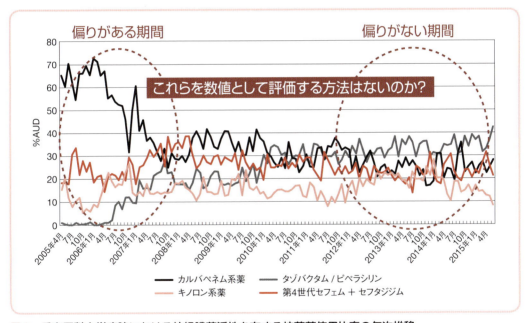

図1　兵庫医科大学病院における抗緑膿菌活性を有する抗菌薬使用比率の年次推移

A modified version of the Peterson index

$$AHI = 1 - \{n/[2\times(n-1)]\}\times\Sigma\,|a_i - b_i|$$

- ai：完全に抗菌薬が均等に使用できたと仮定したときの使用比率
- bi：各抗菌薬の実際の使用比率
- n：比較する抗菌薬の数（系統数）

図2　Antibiotic heterogeneity index（AHI）の算出方法

〔Peterson's homogeneity index（http://www2.le.ac.uk/departments/biology/existing/introduction-to-statistics/diversity-indices/petersons-homogeneity-index）より引用〕

は比較する抗菌薬の数（系統数）を示します。

緑膿菌に活性がある抗菌薬には，MEPM やドリペネム（DRPM）などのカルバペネム系薬，TAZ/PIPC，第3，4世代セフェム系薬のセフタジジム（CAZ），セフォゾプラン（CZOP），CFPM，キノロン系薬のレボフロキサシン（LVFX），シプロフロキサシン（CPFX）やアミノグリコシド系薬があげられます。これらを例に AHI の計算方法を説明します。抗菌薬の数は，カルバペネム系薬，TAZ/PIPC，第3，4世代セフェム系薬，キノロン系薬，アミノグリコシド系薬の5系統となり，n＝5 となります。次に完全に均等に使用できたと仮定したときの ai は，100％を5系統で均等に使用した場合，値は20％となり，ai＝0.2 となります。各抗菌薬の使用比率をカルバペネム系薬28％，TAZ/PIPC 22％，第3，4世代セフェム系薬20％，キノロン系薬17％，アミノグリコシド系薬13％とすると，各抗菌薬の bi は，0.28，0.22，0.2，0.17，0.13 となり，おのおの ai との差の絶対値を計算します。カルバペネム系薬0.08，TAZ/PIPC 0.02，第3，4世代セフェム系薬0，キノロン系薬0.03，アミノグリコシド系薬0.07 となり，その合計を式にあてはめて計算すると，AHI は 0.875 となります。結果が"1"に近いほど，均等に使用できているという評価となり，この場合，かなり均等に使用できていると評価してもよいと思われます。

先程の外科病棟で実施された PAMS の報告[10]とは異なり，病院全体で実施された PAMS の報告では，抗菌薬調節のラインは AHI で評価されています[12]。この報告では，AHI が 0.85 になるように逆算し，使用比率が 12.5％以下の抗菌薬は使用を推奨，20.9％の抗菌薬は使用を制限，またこの間にある抗菌薬は自由選択として介入した結果，図3 に示すように耐性グラム陰性菌が有意に減少したとしています。

現在，当院では，緑膿菌に対する抗菌薬の AHI は 0.85 を目標としています。実際には，緑膿菌に対して効果のある抗菌薬の AHI は，先程の計算例とは異なり，カルバペネム系薬，TAZ/PIPC，キノロン系薬，第3，4世代セフェム系薬（CAZ，CZOP，CFPM）の4系統で算出しています。なぜアミノグリコシド系薬を計算に含めないのか，その理由は，当院でのアミノグリコシド系薬の使用頻度は低く，この系統を入れて均等に使用すると仮定し計算をすると AHI は低くなり，解釈が難しくなってしまうため，アミノグリコシド系薬を意図的に外して評価しています。また，4系統を均等に25％ずつ使用することが必ずしもよいとはかぎらないこともあります。キノロン系薬の使用比率を20〜25％を目標に使用頻度を高くすると，他の系統の抗菌薬と

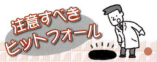

● チームで実践する抗菌薬ミキシング

抗菌薬ミキシングを実践するためには，薬剤師のみが正確なデータを算出すればよいというわけではありません。抗菌薬ミキシング実践のための各職種の役割があります。薬剤師は抗菌薬使用状況を毎月調査，細菌検査技師は緑膿菌に対する各種抗菌薬の耐性率を調査，ICT メンバーは算出された各データを参考に推奨薬，制限薬を決定，感染制御部や感染症科の医師は感染症治療のラウンド時の抗菌薬の選択の情報として役立てることで，よりよい介入となります。

4 Antibiotic heterogeneityとは

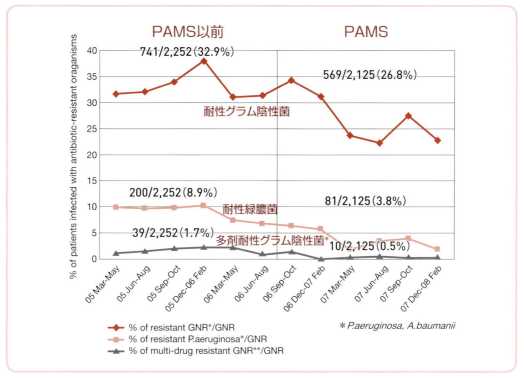

図3 病院全体における抗菌薬ミキシング（Periodic antibiotic monitoring and supervision；PAMS）による耐性グラム陰性菌の減少

〔Takesue Y, et al：Impact of a hospital-wide programme of heterogeneous antibiotic use on the development of antibiotic-resistant Gram-negative bacteria. J Hosp Infect, 75（1）：28-32, 2010 より引用〕

比較し，キノロン系薬に対する緑膿菌の耐性率が容易に上昇してくることが予想されます。ですので，当院では目標とする AHI を 1 とはせず，0.85 程度としています。

❺ AHI を用いた評価の実際

ある年度の AHI を実際に計算し，他の施設の AHI と比較してみましょう。

(1) 評価する抗菌薬の使用量を月ごとに AUD で算出します。AUD の算出方法は，第1章を参照してください。

(2) さらに AUD から使用比率 %AUD を算出します。図4 のように，まずすべての抗緑膿菌活性を有する抗菌薬の AUD を合計（①）します。次に，カルバペネム系薬には IPM/CS，MEPM，DRPM，パニペネム / ベタミプロン（PAPM/BP），ビアペネム（BIPM）が含まれるため，それらの AUD を合計（A）します。同様に，TAZ/PIPC の AUD の合計（B），第3，4世代セフェム系薬の AUD の合計（C），キノロン系薬の AUD の合計（D）をおのおの計算します。合計したおのおのの系統の AUD をすべての抗緑膿菌活性を有する抗菌薬の AUD の合計で除して，百分率を計算します。

例) カルバペネム系薬の使用比率（%AUD）（②）
カルバペネム系薬の AUD 合計（A）/ 抗緑膿菌活性を有する抗菌薬の AUD 合計（①）× 100

(3) 上記で算出した各月の %AUD の平均値を計算します（右端の下の囲い枠）。結果は，カルバペネム系薬 25.3%，TAZ/PIPC 35.1%，第 3，4 世代セフェム系薬 24.0%，キノロン系薬 15.5% となりました。
　　また，施設 A の同年度の使用比率は，カルバペネム系薬 55%，TAZ/PIPC 15%，第 3，4 世代セフェム系薬 20%，キノロン系薬 10% でした。
(4) それぞれの施設の AHI の計算は，図 5 のようになります。

結果，ある年度の当院の AHI は 0.86，施設 A の AHI は 0.6 となりました。当院の AHI の方が 1 に近い値となり，施設 A と比較してより偏りなく使用できていると評価できます。

	4月	5月	6月	7月	8月	9月	10月	11月	12月	1月	2月	3月	平均
IPM/CS	0.7	1.8	2.6	1.2	3.3	1.1	1.9	2.5	4.4	1	1.7	1.2	2.0
PAPM/BP	0.4	0.1	0.8	0.5	0.4	3.4	0	0	0	0	0	0.3	0.5
BIPM	0.1	1.8	1.9	0.7	0.6	1.1	0.6	1.5	0.7	1	1.2	0.8	1.0
MEPM	4.9	7.9	6.1	7	10.9	11.7	9.2	9.3	9.8	9.2	8.4	9.3	8.6
DRPM	4.7	2.6	1.9	0.7	2.8	6.2	2.8	1.3	3.6	1.3	3.3	3	2.9
TAZ/PIPC (2.25)	3.1	3.9	5.5	4.2	5.3	4.6	5.8	4.3	5.4	4.7	4.2	3	4.5
TAZ/PIPC (4.5)	15.3	16	13.6	16.2	12.8	16.1	18.3	15.4	21.3	15.9	17.5	13.9	16.0
CAZ	1.8	1.7	2.2	1.8	0.7	0.9	1.6	2.9	1.8	2.2	0.8	2.3	1.7
CFPM	3.7	4.4	2.7	2.4	2.1	3.6	3.9	3	4.5	1.4	3.7	3.6	3.3
CZOP (0.5)	0.3	0.5	0.4	0.1	0.4	0.7	0.5	0.4	0.6	0.5	0.5	0.4	0.4
CZOP (1)	8	10	11.8	7.7	8.7	7.2	9.1	7.5	7.1	9.3	7.5	8	8.5
CPFX	5	5.1	5.5	8	8.4	6.9	4.7	6.4	5.3	5.4	5	4.1	5.8
LVFX	5.1	2.1	0.3	2	2.7	2	4.5	2.5	4.2	4.1	1.8	2.2	2.8
PZFX	0	0.4	0	0	0	0.3	0.4	1.1	0	0.1	1.3	1.5	0.4
抗緑膿菌活性抗菌薬合計 ①	53	58.4	55.3	52.6	59.1	65.8	63.2	57.9	68.7	56.3	56.9	53.7	58.4
カルバペネム系薬(%) ②	20.3	24.3	23.9	19.4	30.5	35.7	23	25.1	26.9	22.3	25.6	27.2	25.3
TAZ/PIPC (%) ③	34.7	34.2	34.6	39	30.7	31.6	38.1	33.9	38.9	36.7	38.1	31.4	35.1
第4世代+CAZ (%) ④	26	28.3	31	22.9	20.1	18.7	23.9	23.8	20.3	23.9	22	26.7	24.0
キノロン系薬(%) ⑤	19	13.1	10.5	18.8	18.8	14	15	17.2	13.9	17.2	14.4	14.6	15.5
抗緑膿菌活性合計(%)	100	100	100	100	100	100	100	100	100	100	100	100	100

IPM/CS 〜 DRPM: A
TAZ/PIPC (2.25), TAZ/PIPC (4.5): B
CAZ 〜 CZOP (1): C
CPFX 〜 PZFX: D

① = A + B + C + D
② = A / ① × 100
③ = B / ① × 100
④ = C / ① × 100
⑤ = D / ① × 100

図 4　ある年度における抗緑膿菌活性を有する抗菌薬の AUD と各系統の使用比率 %AUD

4 Antibiotic heterogeneityとは

ある年度の 使用比率 （%AUD）	カルバペネム系	タゾバクタム/ ピペラシリン	第4世代セフェム 系+セフタジジム	キノロン系
兵庫医科大学病院	25.3%	35.1%	24.0%	15.5%
施設A	55.0%	15.0%	20.0%	10.0%

共通　$a_i = 0.25$ (25%), $n = 4$

兵庫医科大学病院
AHI = 1 − {4 / [2 × (4 − 1)]} × Σ | (0.25 − 0.253) + (0.25 − 0.351) + (0.25 − 0.24) + (0.25 − 0.155) |
　　= 1 − (4 / 6) × (0.003 + 0.101 + 0.01 + 0.095)
　　= 1 − (4 / 6 × 0.209)
　　= 0.86

施設A
AHI = 1 − {4 / [2 × (4 − 1)]} × Σ | (0.25 − 0.55) + (0.25 − 0.15) + (0.25 − 0.2) + (0.25-0.1) |
　　= 1 − (4 / 6) × (0.3 + 0.1 + 0.05 + 0.15)
　　= 1 − (4 / 6 × 0.6)
　　= 0.60

図5　AHIによる施設間の比較

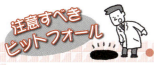

● 選択する抗菌薬の違いによるAHI評価の違い

　セフトリアキソン（CTRX）は，成人市中肺炎診療ガイドラインに第一選択薬として推奨されており，院内で使用する機会も増えているため，各施設において使用量は多いと予想されます。このCTRXは抗緑膿菌活性を有しませんが，その他のグラム陰性菌の治療薬として使用されることもあるため，AHIの評価としてCTRXを加えて評価すると，広域セフェム系薬の使用割合が高くなってしまい，AHIは低くなってしまいます。

　具体的に示しますと，以前，当院では広域抗菌薬（グラム陰性菌）の使用比率の算出に，広域セフェム系薬としてCAZ，CFPM，CZOPに加え，CTRXやアザクタム（AZT）も加えて評価を行っていました。その結果，広域セフェム系薬の使用比率が40.4%と飛び抜けて高くなってしまい，現在の抗緑膿菌活性を有する抗菌薬のAHIと比較し，広域抗菌薬（グラム陰性菌）のAHIは低くなってしまうため，現在は耐性化が問題となる緑膿菌に作用を有する抗菌薬に的を絞って評価をしています（表2）。このように，評価する抗菌薬の選択はとても重要となります。

表2 選択する抗菌薬によるAHIの違い

A 広域抗菌薬（グラム陰性菌）の使用比率

	AUD	%AUD
カルバペネム系薬	13.4	19.8%
TAZ/PIPC	19.6	29.0%
広域セフェム系薬＋AZT	27.4	40.4%
キノロン系薬	7.3	10.8%
合計	67.7	100.0%
AHI	0.74	

B 抗緑膿菌活性を有する抗菌薬の使用比率

	AUD	%AUD
カルバペネム系薬	13.4	25.3%
TAZ/PIPC	19.6	36.9%
第4世代セフェム＋CAZ	12.8	24.0%
キノロン系薬	7.3	13.8%
合計	53.1	100.0%
AHI	0.84	

⑥ まとめ

AUDは施設間での差の確認，また自施設における数値の推移をサーベイランスしていくうえで，一定の算出方法に基づいた抗菌薬使用量を評価するための重要な数値です。しかしAUDを算出し，その数値をただずらりと並べただけのデータを院内でフィードバックするだけでは，せっかく算出しても，その数値がもつ意味を明確に伝えることができません。ペニシリン系薬の比較として，同系統であるTAZ/PIPCとスルバクタム／アンピシリン（SBT/ABPC）のAUDを並べて示しても，それらを評価することにあまり意味はありません。なぜなら，使用用途がまったく異なるからです。そこで，緑膿菌に効果がある抗菌薬，抗MRSA薬，抗真菌薬など，用途別，系統別に抗菌薬をグループ分けし，算出したAUDをさらに各グループのなかでの使用比率（%AUD）で算出することは，それぞれの割合を示すことができ，1つのメッセージとして伝えることができます。ただ，その%AUDの数値も，使用割合が多い，少ないと比較するだけにとどまってしまいます。使い分けを評価するAHIは，最も簡便で単純な数値として示すことができ，抗菌薬適正使用の指標として使用可能です。しかし，使い分けができている施設においては，常に均等に使用することだけがよいとはかぎらず，AHIで評価するだけでは難しくなり，評価方法には注意が必要です。

参考文献

1) Reluga TC : Simple models of antibiotic cycling. Math Med Biol, 22 (2) : 187-208, 2005
2) Sandiumenge A, et al : Impact of diversity of antibiotic use on the development of antimicrobial resistance. J Antimicrob Chemother, 57 (6) :1197-1204, 2006
3) Piper GL, et al : Antibiotic heterogeneity optimizes antimicrobial prescription and enables resistant pathogen control in the intensive care unit. Surg Infect, 13 (4) : 194-202, 2012
4) Plüss-Suard C, et al : Impact of antibiotic use on carbapenem resistance in Pseudomonas aeruginosa: is there a role for antibiotic diversity? Antimicrob Agents Chemother, 57 (4) : 1709-1713, 2013
5) Kollef MH : Is there a role for antibiotic cycling in the intensive care unit? Crit Care Med, 29 (4 suppl) : N135-N142, 2001
6) Warren DK, et al : Cycling empirical antimicrobial agents to intensive care unit patients. Crit Care Med, 32 (12) : 2450-2456, 2004
7) Fridkin SK : Routine cycling of antimicrobial agents as an infection-control measure. Clin Infect Dis, 36 (11) : 1438-1444, 2003
8) Bergstrom CT, et al : Ecological theory suggests that antimicrobial cycling will not reduce antimicrobial

resistance in hospitals. Proc Natl Acad Sci USA, 101 (36) : 13285-13290, 2004
9) Raymond DP, et al : Impact of a rotating empiric antibiotic schedule on infectious mortality in an intensive care unit. Crit Care Med, 29 (6) : 1101-1108, 2001
10) Takesue Y, et al : Effect of antibiotic heterogeneity on the development of infections with antibiotic-resistant gram-negative organisms in a non-intensive care unit surgical ward. World J Surg, 30 (7) : 1269-1276, 2006
11) Peterson's homogeneity index (http://www2.le.ac.uk/departments/biology/existing/introduction-to-statistics/diversity-indices/petersons-homogeneity-index)
12) Takesue Y, et al : Impact of a hospital-wide programme of heterogeneous antibiotic use on the development of antibiotic-resistant Gram-negative bacteria. J Hosp Infect, 75 (1) : 28-32, 2010

5 感受性データの取り扱い

木村 由美子, 柳原 克紀

> **POINT**
> - 薬剤感受性結果の判定基準にはCLSI, EUCAST, 日本化学療法学会の基準があります
> - 日本の多くの施設ではCLSIの判定基準が採用されています
> - 薬剤感受性データを共有する方法の1つとして「アンチバイオグラム」があります
> - 地域で薬剤感受性データを共有するシステムの構築が重要です

1 感受性データを得るためには

1. 検査法

　感染症の原因微生物に抗菌薬がどの程度効くかどうか,つまり抗菌薬に感受性があるかどうかを判定するのが,薬剤感受性検査です。日常検査に用いられる薬剤感受性検査には,微量液体希釈法とディスク拡散法,Etestがあります。まず,微量液体希釈法とは,段階的に希釈した抗菌薬のどの濃度が原因微生物の発育を阻止するか(最小発育阻止濃度,minimum inhibitory concentration:MIC)を測定する方法です。そして,その抗菌薬のMICが効くのか効かないのかを判定するための基準が設定されています。その判定基準としては,Clinical and Laboratory Standards Institute (CLSI), European Committee on Antimicrobial Susceptibility Testing (EUCAST), 日本化学療法学会の基準があります。現在,日本の多くの施設では,CLSIのブレイクポイントによる判定基準が採用されています。

　次にディスク拡散法は,微量液体希釈法を基準に制定された定性的な方法です。抗菌薬を一定量含ませたディスクを用い原因微生物の発育をその抗菌薬がどの程度阻止(発育阻止円の直径)したかを計測します。もう1つの方法であるEtestは,プラスチックのストリップに抗菌薬が15段階の濃度勾配にコーティングされており,発育を阻止した濃度をMICとして計測します。そして,ディスク法およびEtestでもCLSIの判定基準が用いられています。これらの結果は,感性「S」,中間「I」,耐性「R」で表現されます[1]。

2. 判定基準の違い

　薬剤感受性検査の判定には,先述したようにCLSI, EUCAST, 日本化学療法学会にてブレイクポイントがそれぞれ設定されています。CLSI, EUCASTは,菌種ごとに(表1),日本化学療法学会では,呼吸器感染症や尿路感染症,敗血症など病態ごとに(表2)基準が設定されています[2,3]。よって,どの判定基準を用いるかによって結果の解釈や表記の仕方が異なる場合があります。自施設がどの判定基準を採用しているかは認識しておくべきことです。

5 感受性データの取り扱い

表1 各種抗MRSA薬のStaphylococcus sppに対するブレイクポイントの一例

	CLSI (μg/mL)			EUCAST (μg/mL)	
	S	I	R	S	R
VCM	≦2	4, 8	≧16	≦2	>2
TEIC	≦8	16	≧32	≦2	>2
LZD	≦4	—	≧8	≦4	>4
DAP	≦1	—	—	≦1	>1

VCM：バンコマイシン，TEIC：テイコプラニン，LZD：リネゾリド，DAP：ダプトマイシン

〔日本感染症学会：MRSA感染症の治療ガイドライン2014年改訂版（http://www.kansensho.or.jp/guidelines/pdf/guideline_mrsa_2014.pdf）より引用〕

表2 日本化学療法学会ブレイクポイントの一例

薬剤 （投与経路）	1回 投与量	呼吸器感染症 μg/mL		尿路感染症 μg/mL		敗血症 μg/mL
		肺炎	慢性 気道感染	複雑性 膀胱炎	複雑性 腎盂腎炎	
ペニシリン系						
ABPC（静注）	1.0g	2	1	—	—	1
PIPC（静注）	2.0g	2	1	16	8	1
SBT/ABPC（静注）	1.5g	4	2	—	—	2
TAZ/PIPC（静注）	2.5g	2	1	16	8	1
カルバペネム系						
PAPM/BP（静注）	500mg	2	1	8	4	1
MEPM（静注）	500mg	2	1	32	16	1
BIPM（静注）	300mg	2	1	8	4	1
IPM/CS（静注）	500mg	2	1	16	8	1
DRPM（静注）	250mg	1	0.5	16	8	0.5

ABPC（アンピシリン），PIPC（ピペラシリン），SBT/ABPC（スルバクタム／アンピシリン），TAZ/PIPC（タゾバクタム／ピペラシリン），PAPM/BP（パニペネム／ベタミプロン），MEPM（メロペネム），BIPM（ビアペネム），IPM/CS（イミペネム／シラスタチン），DRPM（ドリペネム）

〔JAID/JSC感染症治療ガイド・ガイドライン作成委員会：JAID/JSC感染症治療ガイド2014，ライフサイエンス出版，2014より引用〕

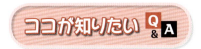

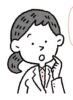

Q 薬剤感受性データの「S」「I」「R」とはどういう意味ですか？

A 「S」「I」「R」は，その抗菌薬がその検査した菌株に対して有効かどうかを表現しています。

CLSIの薬剤感受性データは**表3**のように解釈されています。

表3　CLSI 法による薬剤感受性結果の解釈

結　果	解　釈
感性：S (Susceptible)	その感染部位に推奨される投与量を投与した場合，抗菌薬が通常到達し得る濃度でその菌株の増殖が抑制される。
中間：I (Intermediate)	通常投与では効果が期待できないが，増量投与した場合，また，抗菌薬が生理的に濃縮される部位（尿中のキノロンやβラクタム系など）の場合は臨床的に使用できる。
耐性：R (Resistant)	その菌株は通常の投与計画で達成できる薬剤濃度により，増殖が抑制されない。

〔小栗豊子：臨床微生物検査ハンドブック 第4版, 三輪書店, 2011 より引用〕

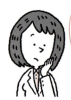

Q MIC の値が低い抗菌薬のほうが有効なのですか？

A 低い値の方が有効とは限りません。

　同じ抗菌薬で比較するのであれば MIC が低い方がより有効であるのはいうまでもありません。しかし，抗菌薬は1回投与量や感染部位への移行性がそれぞれ異なります。また，薬剤感受性検査で使用する抗菌薬の濃度（μg/mL）もそれぞれ異なることになります。よって，異なる抗菌薬を単純に比較することはできません。

● MIC とブレイクポイントの違い

　MIC とは，抗菌薬が原因微生物の発育を阻止した濃度を示すのに対して，ブレイクポイントは，CLSI や EUCAST が菌種（属）ごとに臨床的に有効性が高いかどうかを判断するために設定した判定値のことを表します（図1）。

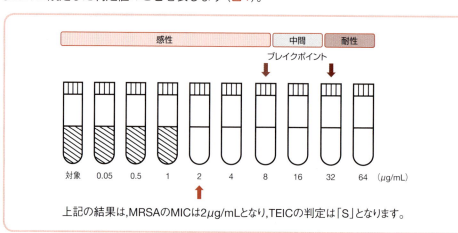

上記の結果は，MRSAのMICは2μg/mLとなり，TEICの判定は「S」となります。

図1　MRSA における TEIC の CLSI による判定（表1参照）

❷ 薬剤耐性菌

薬剤耐性菌とは，本来有効であるはずの抗菌薬が効かなくなった菌の総称です。

現在，薬剤耐性菌としては，「メチシリン耐性黄色ブドウ球菌（methicillin-resistant *Staphylococcus aureus*；MRSA）」，「ペニシリン耐性肺炎球菌（penicillin-resistant *Streptococcus pneumoniae*；PRSP）」，「バンコマイシン耐性腸球菌（vancomycin-resistant enterococci；VRE）」，「多剤耐性緑膿菌（Multiple-drug-resistant *Pseudomonas aeruginosa*；MDRP）」，「カルバペネム耐性腸内細菌科細菌（Carbapenem-resistant *Enterobacteriaceae*；CRE）」などがあげられます。これらの判定基準もまた，薬剤感受性検査にて得られたデータをもとに判断します。そして，これらの薬剤耐性菌のなかには，感染症法[4]において届出が義務となっている菌種もあります（表4）。よって，検査室では日々，薬剤耐性菌を見落とさないように，また，新たな耐性菌の出現がないかなど，薬剤感受性データを注意深く監視しなければなりません。

表4　感染症法における届出が必要な薬剤耐性菌感染症

感染症類型	疾病名	定点種別	判定方法（数値の単位はμg/mL）
5	カルバペネム耐性腸内細菌科細菌感染症	全数	MEPMのMICが≧2 または IPMが≧2かつCMZが≧64
5	バンコマイシン耐性黄色ブドウ球菌感染症	全数	VCMのMICが≧6
5	バンコマイシン耐性腸球菌感染症	全数	VCMのMICが≧16
5	薬剤耐性アシネトバクター感染症	全数	IPMのMICが≧16　かつ AMKのMICが≧32　かつ CPFXのMICが≧4
5	ペニシリン耐性肺炎球菌感染症	基幹定点	PCGのMICが≧0.125
5	メチシリン耐性黄色ブドウ球菌感染症	基幹定点	MPIPCのMICが≧4
5	薬剤耐性緑膿菌感染症	基幹定点	IPMのMICが≧16　かつ AMKのMICが≧32　かつ CPFXのMICが≧4

〔厚生労働省：感染症法に基づく医師の届出のお願い（http://www.nih.go.jp/niid/ja/all-surveillance/205-idwr/2586-todokedehyou.html）をもとに作成〕

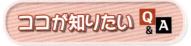

Q 薬剤耐性菌の判定はCLSIの判定基準と同じですか？

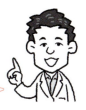
A 一部，CLSIの判定基準とは異なる場合があります。

通常，CLSIにおける腸内細菌科の判定基準は，MEPMおよびIPMともにMICが≧4で「耐性」と判断されます。しかし，届出基準のカルバペネム耐性腸内細菌科細菌においては両薬剤とも≧2で薬剤耐性菌と判断されます。また，肺炎球菌に関しては，ペニシリンG(PCG)におけるCLSIの判定基準が髄膜炎以外ならMICが≧8で「耐性」，髄膜炎ではMICが≧0.12で「耐性」と髄膜炎からの分離が否かで異なります（表5）。

表5 肺炎球菌における判定基準

	CLSI (μg/mL)		
	S	I	R
PCG 注射 （髄膜炎以外）	≦2	4	≧8
PCG 注射 （髄膜炎）	≦0.06	—	≧0.12
PCG 経口	≦0.06	0.12〜1	≧2

〔JAID/JSC 感染症治療ガイド・ガイドライン作成委員会：JAID/JSC 感染症治療ガイド 2014，ライフサイエンス出版，2014 より引用〕

❸ 自施設における薬剤感受性データの共有

薬剤感受性データを有効に利用するためには，感染制御チーム（infection control team；ICT）での活動に役立つ情報，また，その情報を施設内で共有することが重要であると考えます。ICTに提供する情報としては，施設全体および各病棟や診療科等における薬剤耐性菌の検出状況や動向，薬剤感受性データの推移，血液培養陽性患者リストなどさまざまです。そして，自施設での薬剤感受性データを把握する方法の1つとして「アンチバイオグラム」があります。アンチバイオグラムとは，菌種（および属）ごとに薬剤感受性検査における感性を示したデータを集計

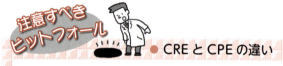

● CREとCPEの違い

近年，話題となっている薬剤耐性菌に「CRE (Carbapenem-resistant *enterobacteriaceae*)」があります。これは，薬剤感受性検査においてカルバペネム系抗菌薬に耐性を示す腸内細菌科細菌のことです。「CPE (Carbapenemase producing *Enterobacteriaceae*)」とは，カルバペネマーゼ産生腸内細菌科細菌のことで，薬剤感受性検査においてカルバペネム系抗菌薬に耐性を示さなくても，カルバペネマーゼという酵素を産生しているか否かで判断されます。CPEを検出する方法としては，PCR法によるカルバペネマーゼ遺伝子の検出などがあります。よって，CPEか否かを判定するには薬剤感受性検査だけでは判断できないこととなります。感染症法では，あらゆる医療機関で実施可能な薬剤感受性検査でも判定できる「CRE」での届出としています。

し，表にしたものです．抗菌薬感受性率表（図2）ともいいます．経験的な治療を行う際に，このアンチバイオグラムを使用することで，適正な抗菌薬治療，または薬剤耐性菌の抑制につながると考えられています．なお，アンチバイオグラムの作成に関しては，CLSIからガイドライン[5, 6]が発表されています（表6）．

分離菌株抗菌薬感受性率表

＊感受性率：薬剤感受性検査結果における「S」の割合（20XX年分離株）

● グラム陽性球菌　　■：80～100%　　■：50～80%　　■：0～50%　　＊：カテゴリー（S, I, R）なし　　※数値なしは一般的な見解

	株数	ABPC	PIPC	CEZ	CTX	CZOP	CTRX	FMOX	IPM/CS	MEPM	A/S	GM	CAM	CLDM	MINO	FOM	VCM	TEIC	LVFX	CPFX	ST
S.aureus (MRSA)	249	0%	0%	0%	0%		0%		0%	0%	0%	44%	8%	32%	71%	71%	100%	100%	11%	14%	100%
S.aureus (MSSA)	70	44%	44%	100%	100%		100%		100%	100%	100%	87%	77%	98%	100%	98%	100%	100%	97%	100%	97%
E.faecalis (腸球菌)	40	98%	95%	＊	0%		＊		0%	0%	92%	＊	97%	＊	＊	0%	20%	＊	98%	100%	37%	＊
E.faecium (腸球菌)	29	65%	0%	＊	0%		＊		0%	0%	65%	＊	65%	＊	＊	0%	20%	＊	100%	100%	27%	＊

● グラム陰性菌

腸内細菌科	株数	ABPC	PIPC	A/S	CEZ	CTM	CTX	CAZ	CPDX	IPM/CS	MEPM	AZT	GM	AMK	ISP	MINO	LVFX	CPFX	ST
E.coli (大腸菌)	169	34%	46%	53%	67%	62%	71%	75%	70%	100%	100%	75%	82%	100%	100%	70%	42%	42%	60%
K.pneumoniae (肺炎桿菌)	78	0%	0%	89%	91%	92%	91%	92%	91%	100%	100%	92%	100%	100%	100%	92%	95%	94%	96%
K.oxytoca (オキシトカ)	18	0%	0%	55%	22%	100%	100%	100%	83%	100%	100%	66%	100%	100%	100%	66%	66%	66%	100%
P.mirabilis (プロテウス)	69	62%	62%	62%	61%		62%	82%	62%	94%	100%	82%	100%	100%	100%	0%	61%	10%	100%
S.marcescens (セラチア)	21	0%	85%	0%	0%	0%	95%	95%	0%	100%	100%	95%	100%	100%	100%	47%	100%	85%	100%
Enterobacter sp.（エンテロバクター)	39	0%	95%	2%	0%		97%	97%	2%	100%	100%	97%	100%	100%	100%	48%	84%	79%	97%

非発酵性グラム陰性桿菌	株数	ABPC	PIPC	A/S	CEZ	CTM	CTX	CAZ	CPDX	IPM/CS	MEPM	AZT	GM	AMK	ISP	MINO	LVFX	CPFX	ST
P.aeruginosa (緑膿菌)	136	0%	93%	1%	0%	0%	3%	81%	1%	73%	78%	69%	89%	97%	93%	1%	75%	75%	1%
Acinetobacter sp.（アシネトバクター)	27	0%	55%	89%	0%	0%	59%	0%	0%	96%		11%	63%	89%	89%	100%	55%	55%	59%

図2 アンチバイオグラムの一例

表6 アンチバイオグラム作成の主な注意点

- 30株以上の分離菌種での集計とする
- 監視培養に用いられた検査からの分離菌は除外する
- 感性「S」のみを集計する（中間「I」は除外する）
- *Streptococcus pneumoniae* に関しては髄膜炎からの分離株と髄膜炎以外からの分離株を分けて集計する
- *Staphylococcus aureus* に関してはメチシリン耐性黄色ブドウ球菌（MRSA）とメチシリン感性黄色ブドウ球菌（MSSA）を分けて集計する
- 同一患者より繰り返し分離された菌株に関しての取り決めをする
- 日常的に実施している薬剤感受性結果のみを含める（特殊な検査は含めない）
- 最低限，年1回の改訂を行う

〔日本臨床検査技師会：臨床検査技師のためのチーム医療教本，じほう，2015より作成〕

ココが知りたい Q&A

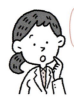
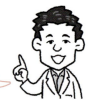

Q 地域でのアンチバイオグラム作成は可能ですか？

A 統一した条件下で作成すれば可能です。

アンチバイオグラムの作成には，薬剤感受性検査のデータが必要不可欠です。この薬剤感受性検査のデータは，施設によって判定基準や統計処理の方法，薬剤感受性検査を実施する機器等に違いがあります。よって，地域もしくは関連の感染防止対策連携加算施設等で統一した条件下でのデータを解析すれば可能と考えます。

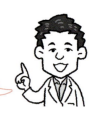

Q なぜ，*Streptococcus pneumoniae* に関しては髄膜炎からの分離株と髄膜炎以外からの分離株に分けて感受性率を集計するのですか？

A CLSIによる判定基準が異なるからです。

表5でも示したように髄膜炎と髄膜炎以外では判定基準がまったく異なります。よって，経験的治療を行う場合に誤った解釈をすることになるためです。ちなみに，黄色ブドウ球菌においてMRSAとMSSAを分けるのは，抗MRSA薬以外の抗菌薬に関してMRSAでは，多くの薬剤に耐性を示す傾向にあるため分けて集計することが推奨されています。

④ 地域における薬剤感受性データの共有

2012年の診療報酬改訂により感染症対策推進の目的で「感染防止対策加算」および「感染防止対策地域連携加算」が算定される運びとなり，これを受けて，地域で感染対策に取り組んでいくことがより重要となりました。よって，地域で薬剤感受性データを共有できるような仕組みが必要です。長崎県では，2006年より耐性菌の出現状況および年次的な変化の把握を目的に「長崎県薬剤耐性菌調査ネットワーク」を設立しています[7]。対象施設は長崎県内14の基幹病院，対象菌種はMRSA，基質拡張型β-ラクタマーゼ（ESBL）産生大腸菌，レボフロキサシン（LVFX）耐性大腸菌，メタロβ-ラクタマーゼ（MBL）産生緑膿菌，MDRP，VRE，CREなどを集計し（図3〜5），年1回研究会を開催，各施設に報告，ディスカッションを行っています。このような取り組みを行うことで，他の施設とデータを比較することができ，自施設の状況を客観的に把握することができます。

また，日本国内のデータ〔厚生労働省院内感染対策サーベイランス事業（JANIS）〕とも比較す

5 感受性データの取り扱い

ることが可能となります。このように地域や連携施設，同一機器で薬剤感受性検査を実施している施設などで耐性菌のデータを集計・解析し，共有することにより早期に耐性菌の出現や伝播蔓延を防止できると考えます。

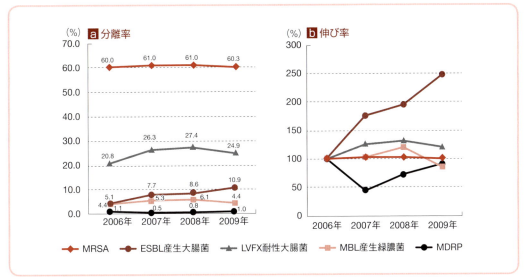

図3　各種耐性菌における分離率の推移

〔赤松紀彦：長崎県における薬剤耐性菌調査ネットワーク設立と耐性菌サーベイランス（2006〜2009年），日本臨床微生物学雑誌，22（1）：66-71，2012より引用〕

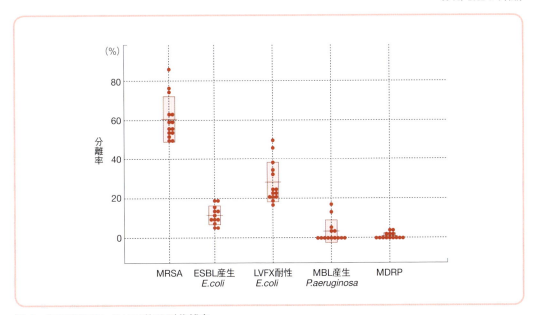

図4　各種耐性菌における施設別分離率

〔赤松紀彦：長崎県における薬剤耐性菌調査ネットワーク設立と耐性菌サーベイランス（2006〜2009年），日本臨床微生物学雑誌，22（1）：66-71，2012より引用〕

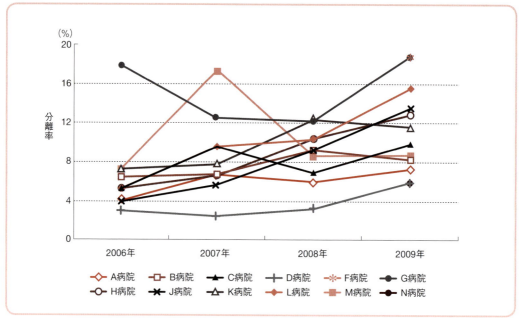

図5　ESBL産生大腸菌の施設別分離率の推移（12施設）

〔赤松紀彦：長崎県における薬剤耐性菌調査ネットワーク設立と耐性菌サーベイランス（2006～2009年），日本臨床微生物学雑誌，22（1）：66-71，2012 より引用〕

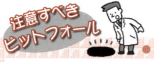 ● 同一患者で繰り返し分離された場合の取り扱い

　同一患者から耐性菌が繰り返し検出された場合，また，長期入院で何度も検体が提出され耐性菌が検出された場合，これらすべてを含めて解析を行うとそれらの影響で耐性率が高くなります。よって，このような場合は最初の1回のみを採用し，解析を行うことが望ましいと考えます。

　ちなみに同一患者の採用方法としては，
- 初回培養結果を採用する（patient-based algorithm）
- 同一のエピソードにおける初回培養結果を採用する（episode-based algorithm）
- 同一の耐性パターンを持つ菌株の初回培養結果を採用する（resistance phenotype-based algorithm）

などがあります。

5 感受性データの取り扱い

ココが知りたい Q&A

Q 地域で薬剤感受性データを共有する利点は何ですか？

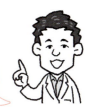
A 地域における薬剤耐性菌の分離状況を把握することができ，また，他施設と比較することにより自施設の院内感染対策にも役に立てることができます。

　施設により使用する抗菌薬や分離される菌種に違いがあるといわれています。自施設だけのデータでは，薬剤耐性菌の分離率が高いのか低いのか，また，まれな薬剤耐性菌なのか否かなどの判断には，他施設のデータを把握することも重要です。実際，長崎県全体としてのMRSA分離率は全国平均[8]と大差ない結果（図6）ですが，図4のようにMRSAの分離率が80％を超えている施設も存在します。また，LVFX耐性大腸菌の分離率がかなり高い施設があり，その施設はこの結果をもとに対策を講じるきっかけとなりました。

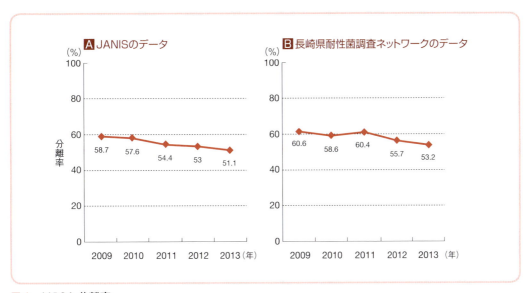

図6　MRSA分離率

⑤ まとめ

　検査室では日々，膨大な薬剤感受性検査のデータが蓄積されています。このデータを用いて，いかに院内感染対策に活かしていける解析を行えるかが重要です。これからも，さまざまな職種および地域と連携し，薬剤耐性菌の早期発見につとめ，解析したデータが抗菌薬の適正使用にもつながればと考えます。また，厚生労働省にて「薬剤耐性（AMR）対策アクションプラン」[9]が取りまとめられました。今後，薬剤耐性菌に関する取り組みが医療の分野ではもちろん，より多くの分野で強化されることを期待します。

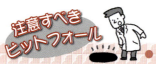

● 薬剤感受性データは他施設と単純には比較できない

　他の施設と薬剤感受性データを比較する際は，施設の特徴を考慮しなければなりません。急性期の施設なのか，長期療養型なのか，また，診療科に関しても小児科が含まれているか否かなどによって，分離される菌や薬剤耐性率に違いがあると考えます。また，薬剤感受性検査の検査法，採用している判定基準を確認することも重要です。

参考文献

1) 小栗豊子：臨床微生物検査ハンドブック 第4版，三輪書店，2011
2) 日本感染症学会：MRSA 感染症の治療ガイドライン 2014 年改訂版（http://www.kansensho.or.jp/guidelines/pdf/guideline_mrsa_2014.pdf）
3) JAID/JSC 感染症治療ガイド・ガイドライン作成委員会：JAID/JSC 感染症治療ガイド 2014，ライフサイエンス出版，pp287-300，2014
4) 厚生労働省：感染症法に基づく医師の届出のお願い（http://www.nih.go.jp/niid/ja/all-surveillance/205-idwr/2586-todokedehyou.html）
5) Clinical Laboratory Standards Institute (CLSI)：Analysis and presentation of cumulative antimicrobial susceptibility test date; approved guideline-third edition, M39-A3, CLSI, Wayne, PA, 2009
6) 日本臨床検査技師会：臨床検査技師のためのチーム医療教本，じほう，pp60-67，2015
7) 赤松紀彦：長崎県における薬剤耐性菌調査ネットワーク設立と耐性菌サーベイランス（2006～2009年），日本臨床微生物学雑誌，22(1)：66-71，2012
8) 厚生労働省院内感染対策サーベイランス事業：検査部門 JANIS（一般向け）基報・年報（http://www.nih-janis.jp/report/kensa.html）
9) 厚生労働省：薬剤耐性（AMR）対策アクションプラン（http://www.mhlw.go.jp/file/06-Seisakujouhou-10900000-Kenkoukyoku/0000120769.pdf）

☐ Memo

6 JANISデータと利用法

筒井 敦子

> **POINT**
> - 抗菌薬などの使用量調査はprocess（過程）を評価するサーベイランスですが，JANISは薬剤耐性菌の分離状況や院内感染症の発生状況といったoutcome（結果）を評価するサーベイランスです
> - JANISの5部門のうち，検査部門と全入院患者部門の2つは薬剤耐性菌を対象としたサーベイランスであり，手術部位感染（SSI）部門，集中治療室（ICU）部門，新生児集中治療室（NICU）部門の3つは院内感染症を対象としたサーベイランスです（表1）
> - JANISの2種類の解析結果のうち，公開情報は一般向けに作成されたナショナルデータであり，還元情報は全国と比較した自施設データになります

① JANISの概要

1 ● サーベイランスシステム確立までの道のり

　厚生労働省院内感染対策サーベイランス（Japan Nosocomial Infections Surveillance；JANIS）は，1997年にスタートした研究班での検討をもとに，2000年に事業化されました。任意参加のサーベイランスとして，全国の医療機関の薬剤耐性菌の分離状況や院内感染症の発生状況に関するデータを収集・集計・解析しています。個々の医療機関のデータを監視する機能はありません。開始当初は，研究目的の詳細なデータを収集していたことが負担となり，参加医療機関数は減少の一途をたどりました。また，フロッピーディスク郵送によるデータ提出の手間や，不定期であった集計解析結果の還元も，サーベイランス参加を継続するモチベーションをそぐ形となりました。

　2007年7月には，参加継続が可能なサーベイランスシステムの確立，すなわちsustainability

表1　JANISの5部門

部門	収集データ
検査部門	分母：検体提出患者数（菌種別抗菌薬感受性：菌株数） 分子：該当菌分離患者数（菌種別抗菌薬感受性：菌株数）
全入院患者部門	分母：入院患者数 分子：該当薬剤耐性菌による感染症発症患者数
手術部位感染（SSI）部門	分母：該当手術手技実施件数 分子：SSI発生件数
集中治療室（ICU）部門	分母：（3日以上在室した）ICU入室患者の入室日数の和 分子：人工呼吸器関連肺炎，カテーテル関連血流感染症，尿路感染症の発生件数
新生児集中治療室（NICU）部門	分母：NICU入室患児数 分子：感染症発症患児数

（持続可能性）を目指し大幅なシステム更新が行われました。サーベイランス対象となるデータは，還元する情報に関連した最小限の項目に絞り，データ収集の負担を軽減しました。データ提出と集計解析結果の還元，およびサーベイランス資料の閲覧は，すべてオンラインで行うことができるようになり，参加医療機関の利便性が向上しました（図1）。また，JANISサイトのお問い合わせフォームから質問が送信されると1～2週間以内に回答できる体制が整い，JANIS事務局とのコミュニケーションを通してサーベイランスへの理解を促すことができました。その結果，参加医療機関や一般の方からの問い合わせや指摘が増え，JANISシステムや集計解析結果等の改善につながり，サーベイランスがより一層強化されました。

事業開始から主に200床以上の医療機関をサーベイランス対象としてきましたが，日本の7割を占める200床未満の医療機関の院内感染対策の状況を把握するべく，2014年1月から200床未満の医療機関の参加を可能としました。また，医療機関基本情報として，病床区分別の病床数と年間平均在院日数のデータ収集も開始しました。2014年度の診療報酬の改定では，感染防止対策加算1の算定要件に検査部門への参加が必須となり，参加医療機関数が飛躍的に増えました。

2 ● JANISの特徴

JANISの特徴の一つは，データフォーマットやコード表を厳格に規定し，それらを公開して

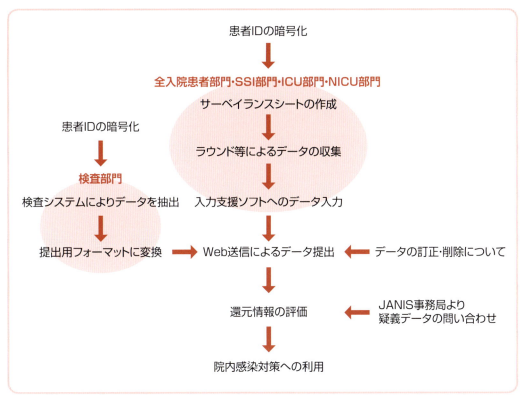

図1　サーベイランスの流れ

いることです．データフォーマットとは，データ項目の長さとその並び方を定めるものです．コード表は，自動集計のために菌名や抗菌薬などを数字で表したものです．データフォーマットとコード表に限らず，マニュアルや仕様書などすべてのサーベイランス資料をJANISサイトで公開しているため，現在では多くの検査システムが，検査部門データフォーマットに則ったJANIS報告用ファイルの作成に対応しています．SSI部門の一部の参加医療機関でも，院内の電子カルテからSSI部門データフォーマットに則ったJANIS報告用ファイルの作成が可能となっています．また，全入院患者部門，SSI部門，ICU部門では，サーベイランスデータの入力支援ソフトを無償提供しており，ソフトにデータを入力するとJANIS報告用ファイルを作成することができます．

2つ目の特徴は，ナショナルデータを作成するためだけにデータを収集しているだけではなく，各参加医療機関の感染対策に活用してもらうための還元情報も作成していることです．還元情報では，自施設の成績を他施設と比較できる箱ひげ図を作成しており（後述），参加医療機関専用サイトにログインすればダウンロードできます．これまで，自施設と全国との比較しかできませんでしたが，2015年からは検査部門と全入院患者部門において，200床以上，200床未満の医療機関に分けた比較もできるようになりました．今後，還元情報で都道府県別の比較もできるようになる予定です．

3 ● データの精度管理

集計解析結果の信頼性を担保するためには，サーベイランスデータの精度管理が欠かせません．各医療機関よりJANISシステムに提出された報告用ファイルは，データベースに格納する際にデータ形式が確認され，提出後1～2時間以内にデータ件数やエラー・注意・警告がデータ提出状況として提示されます（表2）．検査部門，全入院患者部門では，バンコマイシン耐性黄色ブドウ球菌（VRSA）のような国内で分離されない薬剤耐性菌や多剤耐性アシネトバクター属（MDRA）感染症のようなまれな薬剤耐性菌感染症といった報告ミスが疑われるデータが提出されると，各部門責任者・担当者に「問題菌警告メール」を自動送信しています．還元情報でもエラーデータなどを確認し，参加医療機関側で修正することがデータの精度向上につながります．個人情報保護の観点から，JANISでは個人を特定できる情報は収集せず，参加医療機関側で患者IDを暗号化するよう定めていますが，当該医療機関でのみ個人の特定を行うことができる（連結可能匿名化）ことをお願いしているのは，JANIS事務局からのデータ確認に対応してもらう必

表2　エラー・注意・警告

カテゴリー	データベース取り込み	内容と対応	検査部門の例
エラー	×	必須項目の不正	検体番号の未設定
エラー率が10％を超えた場合「未提出」に該当			
注意	○	必須項目以外の不正 →値を未設定に変換して取り込み	コード表にない値の入力
警告	○	誤入力の可能性が高いデータ →そのまま取り込み	特殊な耐性を示す菌

要があるからです。

　暫定版である公開情報四半期報や半期報を作成する際に一部データの精度管理を行っていますが，確定版である公開情報年報を作成する際にはデータの精度管理対象を広げ，より入念に行っています。JANIS事務局では，各部門責任者・担当者に，ハガキ・メール・電話等で連絡をとり，報告データの正誤を確認しています。事務局からの問い合わせやデータ修正に応じない医療機関は全体集計の対象外となり，2年連続して集計対象外となった場合は登録抹消となる可能性があります。これは，JANISがデータの精度管理に重点を置いていることの表れです。

❷ 薬剤耐性菌サーベイランスのデータ収集

　近年，薬剤耐性菌が公衆衛生上の問題として認識されるようになり，薬剤耐性菌サーベイランスの重要性が高まっています。検査部門は，薬剤耐性菌の分離状況を把握するために，細菌検査に係る全データを収集したうえで，重複処理や薬剤感受性結果判定を自動化しており，世界で類をみない包括的で先進的なシステムとして注目されています。一方，全入院患者部門は，薬剤耐性菌による感染症の発生状況を明らかにすることを目的としています。感染症法に基づく感染症発生動向調査（National Epidemiological Surveillance of Infectious Diseases；NESID）においても，全入院患者部門と同一の薬剤耐性菌感染症を収集しているものの，5類定点把握疾患では報告医療機関数が限られている，入院患者数を分母とした感染率・罹患率を算出していない，報告項目がJANISと異なる――などの相違があります。

1 ● 検査部門

　検査部門では，前述のように細菌検査に係る全データを収集しており，ヒト由来の検体であれば監視培養のデータも含みますが，環境培養や精度管理株のデータは医療機関側で除外されています。

　院内に細菌検査室をもつ大規模病院の多くは，自動同定感受性検査機器の培養陽性結果と，微生物データ管理システムの培養陰性結果を統合し，検査部門データフォーマットに則ったデータに変換する仕組みをもっています。近年，参加が増えている200床未満の医療機関の多くは細菌検査を外部委託しており，衛生検査所によってはJANISデータへの変換に対応できるところもあります。血液培養のみ院内で実施している医療機関の場合は，院内の血液培養陰性結果と外部委託先の細菌検査結果を統合する仕組みが必要になります。システムが構築されれば，自動的にJANIS報告用ファイルを作成することができますが，データの紐づけや変換が正しく行われているかを，データ提出状況や還元情報で確認するようお願いしています。

　検査システムなどで作成された各月のJANIS報告用ファイルは，翌月15日までに参加医療機関専用サイトからオンライン提出することとなっています。検査部門の集計プログラムでは，検体提出患者数や菌分離患者数，抗菌薬感受性検査結果をもとにした菌株の重複処理といった複雑な集計の数々をさまざまなアルゴリズムを用いて自動的に行っています。また，薬剤感受性試験結果は，微量液体希釈法などにより測定された最小発育阻止濃度（minimal inhibitory concentration；MIC）値（40ページ参照）をもとに，JANIS判定基準により再判定しています。

検査部門の判定基準は，感染症法で規定される薬剤耐性菌については感染症法の判定基準に準じているものの，そのほかは原則として Clinical and Laboratory Standards Institute（CLSI）の判定基準に準じています。CLSI の判定基準は毎年更新されますが，検査部門では 2014 年まで CLSI 2007（M100-S17）の判定基準を使用してきました。サーベイランスの性質上，頻回に判定基準を変更することは望ましくないことや，医療機関における薬剤感受性測定パネルの切り替えに歩調を合わせる必要があったためです。しかし，2014 年に国内医療機関における CLSI 2012（M100-S22）に基づくブレイクポイントパネルへの移行が進んだため，検査部門でも 2015 年 1 月より CLSI 2012 に準じた判定基準に切り替えました。なお，ディスク拡散法による薬剤感受性結果の集計は行っておりません。

2 ● 全入院患者部門

　薬剤耐性菌感染症の感染率・罹患率を算出するためには，分母データが必要となります。全入院患者部門は院内全体がサーベイランス対象となるため，分母データは総入院患者数になり，ICU や NICU への入室患者も報告対象になります。分子データとなる薬剤耐性菌感染症発症患者数は，感染症法の 5 類全数把握対象であるバンコマイシン耐性黄色ブドウ球菌（VRSA），バンコマイシン耐性腸球菌（VRE），カルバペネム耐性腸内細菌科細菌（CRE）と多剤耐性アシネトバクター属（MDRA）と，5 類定点把握対象であるメチシリン耐性黄色ブドウ球菌（MRSA），ペニシリン耐性肺炎球菌（PRSP），多剤耐性緑膿菌（MDRP）による感染症のすべてが対象となります（表3）。検査部門と全入院患者部門では，同一の「薬剤耐性菌判定基準」を使用しており，検査部門では上記 7 つの薬剤耐性菌の感染と保菌の両者を含む分離状況を確認することができます。全入院患者部門では保菌は報告対象ではありませんが，入院時すでに発症している，いわゆる持ち込み症例は報告対象になります。

　総入院患者数は，前月繰越患者数と新規入院患者数の合計であり，医事課などから入手することになります。感染症の有無は，薬剤耐性菌分離患者リストをもとに確認することになるため，リストの作成などで細菌検査室の協力が不可欠です。各医療機関でサーベイランスシートを作成し，院内ラウンドなどで感染症の判定を行っています。感染症の判定は，主治医以外のサーベイランス担当医や感染症専門医が診断することと定めており，各感染症の具体的な診断基準は設けていません。ただし，MRSA については感染と保菌の判定に苦慮するケースが多いため，炎

表3　全入院患者部門の対象となる薬剤耐性菌

感染症法による把握対象	薬剤耐性菌感染症
5 類全数把握	バンコマイシン耐性黄色ブドウ球菌（VRSA）
	バンコマイシン耐性腸球菌（VRE）
	多剤耐性アシネトバクター属（MDRA）
	カルバペネム耐性腸内細菌科細菌（CRE）
5 類定点把握	メチシリン耐性黄色ブドウ球菌（MRSA）
	ペニシリン耐性肺炎球菌（PRSP）
	多剤耐性緑膿菌（MDRP）

※検査部門では上記の保菌・感染の両者が集計対象となっている

症反応の高値と抗 MRSA 薬の投与で感染症と判定する，といったサーベイランスのための判定基準を設けています．また，新規感染症患者か継続感染症患者かの判定に迷うケースも多いため，「全入院患者部門の薬剤耐性菌感染症患者の報告対象について」という資料を JANIS サイトで閲覧できるように用意しています（http://www.nih-janis.jp/section/zen.html）．

　全入院患者部門では，参加医療機関専用サイト内より入力支援ソフトをダウンロードすることができます．入力支援ソフトに，毎月の総入院患者数（分母データ）と薬剤耐性菌感染症患者データ（分子データ）を入力すると，JANIS 報告用ファイルを作成することができます．毎月の提出期限は，検査部門同様，翌月 15 日までとなっています．JANIS 報告用ファイルに保菌患者が含まれていないか，菌コードの入力ミス（例えば，MRSA と MDRA）がないかなど，データ提出状況や還元情報での確認をお願いしています．

ココが知りたい Q&A

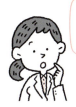
Q 基質拡張型-β-ラクタマーゼ（ESBL）やメタロ-β-ラクタマーゼ（MBL）産生菌はサーベイランス対象ですか？

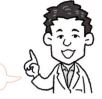
A JANIS では集計していません．

　必ずしもすべての施設において ESBL や MBL 産生菌の確認を行っているわけではなく，なおかつ現在のデータフォーマットには β-ラクタマーゼの有無の項目がないためです．

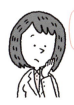
Q 持ち込み症例はサーベイランス対象に含まれますか？

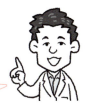
A 部門によって異なります．

　検査部門，全入院患者部門は薬剤耐性菌の負荷を評価するため，入院時すでに保菌または感染症を発生している，いわゆる持ち込み症例も報告対象になります．特に全入院患者部門では，薬剤耐性菌分離患者リストだけではサーベイランス対象を網羅できない可能性があるので，転院症例の場合は前医の検査結果を確認する必要があります．一方，SSI 部門，ICU 部門，NICU 部門は，院内で発生した感染症がサーベイランス対象であるため，原則として他院からの持ち込み症例は報告対象外です．

❸ 院内感染症サーベイランスのデータ収集

　手術部位感染（SSI）部門，集中治療室（ICU）部門，新生児集中治療室（NICU）部門は，薬剤耐性菌によるものか否かにかかわらず，院内感染症の発生率を明らかにすることを目的としています。SSI部門ではサーベイランス対象とした手術手技におけるSSI発生率を，ICU部門ではICU内の3種類の院内感染症の発生率を，NICU部門ではNICU内の院内感染症の発生率を把握することができます。

1 ● 手術部位感染（SSI）部門

　JANISのSSI部門では，米国NHSN（National Healthcare-Safety Network）の手術手技コードに，日本独自の手術手技コードの追加や細分化などを行い，49手術手技コードのSSIサーベイランスを実施しています。日本環境感染学会のJHAIS委員会で実施しているSSIサーベイランスにおいても，2016年5月現在，同一の手術手技コードを用いています。院内で行われているすべての手術をサーベイランス対象とする必要はなく，SSI発生率が高い手術や，いったんSSIが起こると重篤な結果につながる手術など，関心のある特定のJANIS手術手技コードについてのみ実施しています。ただし，選択した手術手技コードに該当する手術症例は，緊急手術などであっても全例，SSI発生率の分母データとして報告するようにお願いしています。年に数件しか実施しない手術手技コードをサーベイランス対象とした場合は，SSIサーベイランス体制を維持するのは困難なため，他の手術手技コードとあわせて原則として毎月1件以上の対象手術件数が担保できるようサーベイランス対象の手術手技を選択してもらうよう定めています。

　SSI部門では2種類のサーベイランスシートを提供していますが，多くの医療機関では独自に作成し，手術やSSIに関する情報を院内ラウンドなどで収集しています。分子データとなるSSIの判定基準は，NHSNに準じています。NHSNでは，手術手技コードによって，術後30日間または90日間SSI発生の有無を確認していますが，JANISではどの手術手技コードであっても術後30日間観察し，人工血管などの埋入物がある手術手技では術後30日でいったん判定したのち，1年間追跡していただくことになります。SSIが発生した場合は，可能なかぎり培養検体を提出することが重要です。仮に，SSIが2件発生した場合は，より重要なSSI（臓器／体腔＞深部＞表層）を1件登録することとなっています。

　SSI部門においても，参加医療機関専用サイトから入手した入力支援ソフトでJANIS報告用ファイルを作成することができますが，電子カルテから直接，または市販の感染対策ソフトからデータを抽出し，JANIS報告用ファイルを作成している医療機関もあります。SSI部門では半年に1回，1～6月のデータを8月末まで，7～12月のデータを翌年2月末までに，JANIS報告用ファイルの送信をお願いしています。埋入物ありの手術症例のデータを1年間追跡しているため，それまでに蓄積した全データのファイルを送信する必要があり，入力支援ソフトでは自動的に全データファイルが作成されます。

2 ● 集中治療室（ICU）部門

　国内のICUにはさまざまな形態があり，JANISではサーベイランスの対象となる「ICU」を

定義していません。そのため，高度治療室（HCU）などを対象としている医療機関もあります。感染症発生率は，分母を患者・日として算出しているため，サーベイランス対象となるICUに入室した全患者の患者ID，ICU入室日，入室時間，退室日を入力する必要があります。デバイス使用日数のカウントは不要であり，この点はNHSNと同様にデバイス・日を算出しているJHAISとは異なります。乳児や小児も報告対象になりますが，感染症の発生リスクが異なるため，熱傷患者は報告対象から除外されます。

　ICU部門では，人工呼吸器関連肺炎，カテーテル関連血流感染症，尿路感染症の3種類の感染症を，感染症発生率の分子データとして収集しています。人工呼吸器関連肺炎は，気管内挿管された人工呼吸に限っており，非侵襲的人工呼吸（NPPV）は報告対象外になります。カテーテル関連血流感染症は，中心静脈カテーテルに限らず，末梢静脈カテーテルも含みます。尿路感染症は，留置カテーテル使用の有無を問わない点が他のデバイスサーベイランスとは異なります。各感染症の判定基準は，ICU部門サーベイランスシートに記載してあります。同一患者が同一月内に複数回感染症を発症した場合，どちらの感染症も登録されます。いずれの感染症も培養検体の提出が重要ですが特にカテーテル関連血流感染症では原因菌名が必須となっています。ICU退室（一般病棟への転棟）で感染症の観察は終了となります。

　ICU部門においても，参加医療機関専用サイトから入力支援ソフトをダウンロードすることができます。ICU部門では，入力支援ソフトで作成したJANIS報告用ファイルを半年に1回，1〜6月のデータを8月末まで，7〜12月のデータを翌年2月末までに送信するようにお願いしています。ICU部門の集計プログラムでは，全入室患者のうち，入室後3日以上在室した患者を解析対象患者と自動判定しています。また，ICU入室後3日以降の発症を感染症発生件数として集計しており，ICU入室後3日未満に発症した患者については情報を入力したとしても，持ち込み症例として自動的に集計から除外しています。

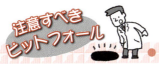

● サーベイランスは前向き？　後ろ向き？

　本来，サーベイランスは"ongoing（現在進行形）"にデータを収集するものです。データ提出が毎月求められる検査部門や全入院患者部門と異なり，SSI部門，ICU部門，NICU部門は，半年に1回または年に1回のデータ提出のため，データ提出期限の直前に慌てて"後ろ向き"にデータを収集する医療機関があります。その場合，培養検体など"ongoing"で収集されるべきデータが欠損してしまう，情報バイアス（思い出しバイアス）があるなど，データの精度に問題が生じます。可能な限り"ongoing"のデータ収集にご協力をお願いします。

ココが知りたい Q&A

Q なぜICU部門では患者・日を分母にしているのですか？

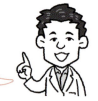

A データ収集の労力を軽減するためです。

　ICU部門サーベイランス開始当初はデバイス・日を収集していたものの，データ入力が煩雑なため参加医療機関が減少し，2007年のシステム更新を機に患者・日のデータ収集に変更しました。その根拠としては，患者・日で算出した感染率とデバイス・日で算出した感染率は相関していることが示されたためです[1]。JANISの患者・日は，ICU入室3日以降の解析対象患者のICU入室日数の合計であり，同一患者が同一月内に複数回入室した場合はすべてカウントされます。入室3日未満の入室患者は，自動的に患者・日の集計から除外しています。

　患者・日による感染症発生率は，NHSNなどとの国際比較ができないとの指摘を受けるものの，サーベイランスの本来の目的としては自施設のデータを経時的に把握し，感染対策につなげることであり，患者・日であってもその目的を達成できるものと思われます。しかし，感染管理認定看護師（ICN）など感染管理に携わる人材が充実してきており，デバイス・日を収集する時期にきているかもしれません。

3 ● 新生児集中治療室（NICU）部門

　NICU部門では，ICU部門同様，サーベイランスの対象としての「NICU」を定義していま

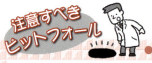

● MRSAの分離率が7％？

　感染管理においては患者単位の情報が重要であるため，検査部門では原則として患者数で分離率を集計しており，分母データは検体提出患者数，分子データは該当菌分離患者数になります。このような集計方法により，2014年検査部門公開情報年報でMRSA分離率は約7％と算出されています。

　一般的にMRSAの分離率というと，黄色ブドウ球菌におけるMRSAの割合を指すことが多いようです。分母を*S. aureus*分離患者数，分子をMRSA分離患者数として，MRSA分離率を算出することもできます。この算出方法を用いると同年報のMRSA分離率は49％となります。ただし，主要菌の分離患者数には，薬剤感受性検査が実施されていない場合も含まれている点を留意する必要があります。

せん。そのため，growing care unit（GCU）などを対象としている医療機関もあります。参加医療機関は，サーベイランス対象となる NICU に入室した全患児を分母データとし，出生体重群別（～ 999g，1,000 ～ 1,499g，1,500g ～）の年間入室患児数を提出する必要があります。他院で出生し，NICU に入室した場合も報告対象になります。同一患者が同一月内に複数回入室した場合，最初の 1 件をカウントすることとなっています。

　感染症発生率の分子データは，NICU で発症したすべての感染症です。NICU 部門では，原因菌と感染症名を分類して提示しており，分類に該当しないものはその他になります。先天性感染は報告対象になりますが，他院で感染症を発症した，いわゆる持ち込み症例は報告対象外となります。同一菌による複数感染症は，それぞれの感染症を登録し，同一感染症において，複数菌が関与する場合は，臨床上主となる原因菌を登録することとなっています。NICU 部門では，マクロが組み込まれたサーベイランスシートを提供しており，一覧表に出生児や感染症症例の情報を入力すると，報告に必要となる出生体重群別入室患児数や，感染症分類別，および原因菌別の症例数が自動的に算出されます。

　NICU 部門では，年に 1 回，1 ～ 12 月のデータを翌年 2 月末までに提出するようお願いしています。報告用ファイルの作成はなく，前述の NICU 部門サーベイランスシートの集計結果を，参加医療機関専用サイト上で直接入力することとなっており，データ修正は随時可能です。

❹ 公開情報と還元情報

　JANIS の最大の目的は，国の実施するサーベイランスとして，日本の薬剤耐性菌ならびに院内感染症の実態を把握するための集計解析結果を作成することです。それが，一般向けに作成している公開情報とよばれるものです。公開情報は国の統計調査の一部として，国勢調査等と同様，「政府統計の総合窓口（e-Stat）」からも閲覧することができます。

　2014 年以降，200 床未満の医療機関の参加が可能となり，一般病床と療養病床などのケアミックス病院の参加が増えました。そこで，検査部門と全入院患者部門では，従来どおりの全体集計に加え，2014 年データより 200 床以上，200 床未満に分けた公開情報も作成しています。病床規模は必ずしも病床機能を反映しているわけではありませんが，200 床以上と 200 床未満の集計結果には違いがみられます。また，検査部門と全入院患者部門では，2015 年データより 47 都道府県別の公開情報も作成しており，地域ごとの薬剤耐性菌の特性が明らかになってきています（表 4）。

　個々の参加医療機関向けの還元情報のうち，月報は院内感染対策委員会等で活用可能な資料となるよう，データ提出後 48 時間以内に自動作成されますが，四半期報／半期報と年報は同時期の公開情報の集計値を引用するため，データの精度管理を経た公開情報のリリース後に作成しています。還元情報では，全国の医療機関の分離率や感染率の分布のなかで，自施設のデータ（図 2 の●）の位置を確認できる箱ひげ図を作成しています。赤丸が中央値よりも左側にあれば現状の感染対策を継続でき，右側にあるようなら見直す，という大凡の目安になります。MRSA のようにすでに蔓延した耐性菌の場合は，データの正規分布を示す箱ひげ図となりますが，VRE や MDRA のようにデータの分布が極めて偏っている場合は，箱のない箱ひげ図となります。

表4 公開情報・還元情報

2015年		検査部門	全入院患者部門	SSI部門	ICU部門	NICU部門
公開情報		四半期報 全体 200床以上 200床未満 47都道府県	四半期報 全体 200床以上 200床未満 47都道府県	半期報	半期報	—
		年報 全体【CLSI 2007】 　　　【CLSI 2012】 200床以上【CLSI 2007】 　　　　　【CLSI 2012】 200床未満【CLSI 2007】 　　　　　【CLSI 2012】 （47都道府県）	年報 全体 200床以上 200床未満 （47都道府県）	年報	年報	年報
還元情報		月報 200床以上／未満 （都道府県別）	月報 200床以上／未満 （都道府県別）	—	—	—
		四半期報	—	半期報	半期報	—
		年報 200床以上／未満 （都道府県別）	年報 200床以上／未満 （都道府県別）	年報	年報	年報

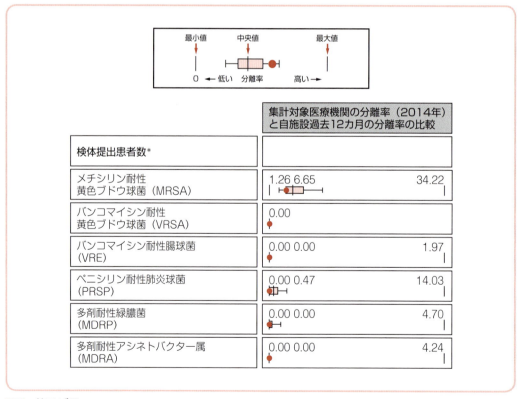

図2 箱ひげ図

6 JANISデータと利用法

> **注意すべきピットフォール**
>
> ● 大腸菌におけるセフォタキシム（CTX）耐性が，2013年の17.8％から2014年は12.6％に減少？（図3）

CLSI 2007とCLSI 2012では，腸内細菌科細菌におけるβ-ラクタム系抗菌薬の判定基準が大きく異なります。2014年は医療機関におけるCLSI2012に準拠した新パネルへの切り替え時期であり，新旧両方のパネルのデータが混在していました。そのため，2014年年報は「CLSI 2007版」と「CLSI 2012試行版」の両者を作成しました。「CLSI 2007版」では新パネルで測定されたデータの一部が判定不能となっており，逆に「CLSI 2012試行版」では旧パネルで測定されたデータの一部が判定不能となっています。例えば，「CLSI 2007版」では大腸菌のCTX判定不能が7.5％，「CLSI 2012試行版」では29.8％にも上ります。2013年までは「CLSI 2007版」のみ作成し，集計から「S or I」，「I or R」，「判定不能」を除いていますが，2014年「CLSI 2007版」はそれらを含めて集計しているため，耐性率の年次比較が難しい状況となりました。

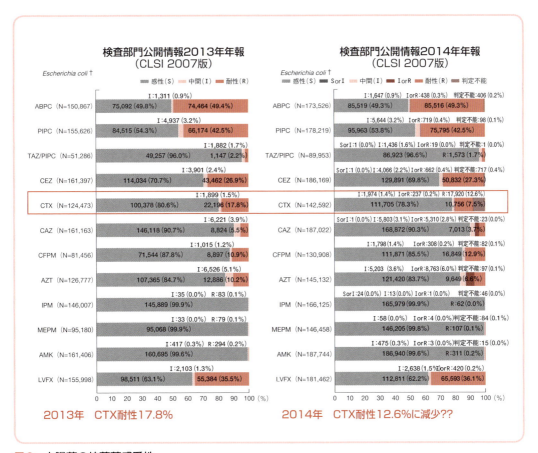

図3　大腸菌の抗菌薬感受性

検査部門と全入院患者部門では，2014年年報以降，200床以上あるいは200床未満ごとの還元情報が作成されており，都道府県別の還元情報も検討しています。これにより，全国との比較だけではなく，自施設と同じ病床規模や同じ地域の医療機関との比較が可能となります。還元情報は自施設の感染対策の評価に利用してもらうのはもちろんのこと，感染防止対策地域連携加算などで他施設との相互評価をする際に，JANISの基準，つまり同じ「ものさし」で集計された結果を比較することにも活用できます。

　還元情報では，PDFファイルとCSVファイルの2種類を作成している場合があります。PDFファイルでは箱ひげ図などの図表を提示しています。一方，CSVファイルは，PDFファイルにあるデータをもとに，Microsoft Excel®などでオリジナルの図表を作成するときに活用することができます。

1 ● 検査部門

　検査部門の公開情報には四半期報と年報があり，それぞれ病床数別（全体，200床以上，200床未満）と都道府県別の帳票を作成しています。一部，英語版の公開情報も作成してあります。2014年年報は，約500万検体の400万分離菌数のデータを集計しており，世界に誇る日本の薬剤耐性のデータといえます。2014年は医療機関におけるブレイクポイントパネルの切り替え時期だったため，2014年年報は「CLSI 2007版」と「CLSI 2012試行版」を作成し，アンチバイオグラムのSIR判定結果に「S or I」，「I or R」，「判定不能」を追加しました。また，CLSI 2012試行版よりCREの集計を開始しました。還元情報年報は，公開情報年報と同じ形式のアンチバイオグラムを作成しており，自施設と全国との比較を可能にしています。

　還元情報月報，四半期報，年報には，それぞれPDFファイルとCSVファイルの2種類があります。月報のCSVファイルには，入院検体のみならず外来検体のデータも含む全データファイルがあり，重複処理前の検体レコードもすべて含まれています。この全データファイルとJANISシステム内にある「重複処理確認ツール」を用いると，報告された検体レコードのうち，どの検体レコードが重複処理により除外されPDFファイルで集計されたかがわかります。また，PDFファイルの「特定の耐性菌」の多くは感染症法の基準に則った判定結果ですが，全データファイルの薬剤感受性結果はすべてCLSI 2012に準じてSIR判定されており，両者の判定結果にずれが生じている場合があります。

　検査部門参加医療機関は，CSV全データファイルから菌の院内拡散状況を表示する解析ツール「アンチバイオグラムの自動分類と2次元キャリアマップ(2DCM) Web版」を無償で利用できます。任意の期間を指定し，菌種ごとにアンチバイオグラムによる色分けを行い，同一病棟で同一配色の菌株が複数患者で検出される場合など，院内感染の把握が視覚的に容易となります[2]。

2 ● 全入院患者部門

　全入院患者部門では，公開情報の四半期報と年報を作成し，検査部門と同様，それぞれ病床数別（全体，200床以上，200床未満）と都道府県別の帳票を作成しています。2014年年報では，約17,000人の薬剤耐性菌による新規感染症発症患者数のデータを集計しており，その約95%をMRSA感染症が占めています。2015年からはCRE感染症患者のデータも含まれます。公開情

報では，各薬剤耐性菌感染症患者の年齢分布，感染部位，診療科などを把握することができます。

　還元情報月報にはPDFファイルとCSVファイルがあります。病棟は必須項目ではありませんが，入力することにより病棟ごとの還元情報が追加されます。月報では過去12カ月の各月の感染率・罹患率等の推移を知ることができ，年報では1～12月まで年間全報告症例の年齢分布や感染症の種類等を知ることができます。なお，還元情報では四半期報は作成していません。

3 ● 手術部位感染（SSI）部門

　SSI部門公開情報は，他部門とは異なり，CSVファイルのみで半期報と年報を提供しています。手術手技コードごとの手術件数とSSI発生率のみならず，ASAスコア（米国麻酔学会の身体状態分類），創分類，手術時間をもとに求めたリスクインデックスと内視鏡使用の有無で層別化したSSI発生率も算出しています。また，各手術手技コードの原因菌上位5菌種を提示しています。

　還元情報では，半期報と年報のいずれも，PDFファイルとCSVファイルの2種類を作成しています。PDFファイルでは箱ひげ図など，自施設データと集計対象医療機関データを比較しやすい形で表示しています。一方，CSVファイルは全体集計データと自施設データを上下に表示し，PDFファイルでは提示していない詳細情報，例えば各手術手技コードのリスクインデックスごとの年齢，手術時間，手術件数やSSI発生率の10，25，50，75，90パーセンタイル値，ASAスコア，創分類，手術時間のカットオフ値（75パーセンタイル値）などを表示しています。

4 ● 集中治療室（ICU）部門

　ICU部門では，公開情報半期報と年報を作成しており，各感染症発生率と原因菌を集計しています。ICU在室日数が3日未満の患者を除いた解析対象患者数は，熱傷患者を除くICU入室患者数の約1/3を占めています。

　還元情報も半期報と年報を作成しており，年報では過去5年間のデータの推移をみることができます。

5 ● 新生児集中治療室（NICU）部門

　NICU部門では，公開情報も還元情報も年報のみを作成しています。出生体重別の感染症発生率，各感染症発生率および原因菌を集計しています。還元情報では，体重を2群（～1,499g，1,500g～）で分けた場合と，3群（～999g，1,000～1,499g，1,500g～）で分けた場合の感染症発生率の箱ひげ図を作成しています。

❺ まとめ

　本項では，JANISの概要から各部門の収集データの特性，公開情報や還元情報の利用法まで述べました。サーベイランスは，収集・集計・解析したデータを行動につなげるためのものです。日常的に薬剤耐性菌や院内感染症のデータを収集し，集計・解析結果をみていくなかで，感染対策の立案，実施，評価が可能となります。また，個々の参加医療機関のデータが，国の政策にかかわってくることもあります。精度の高いサーベイランスデータの提出を参加医療機関にお願い

するとともに，JANISでは公開情報や還元情報の活用をすすめるべく迅速な集計・解析を目指したいと考えています。

参考文献

1) 吉田勝美：集中治療室（ICU）のリスク調整感染率に関する疫学的検討〜サンプリングによる分母のディバイス装着人日の推計〜．薬剤耐性菌等に関する研究：151-155，2008
2) 藤本修平：感染対策サーベイランスにおける新しい取り組み－耐性菌時代の院内感染対策と2DCM-web－．化学療法の領域，30：1108-1122，2014

6 JANISデータと利用法

☐ Memo

7 Antimicrobial stewardshipとは

前田 真之, 二木 芳人

POINT

- Antimicrobial stewardship (AMS) には, 抗菌薬を有効活用し継続的に管理していくという意味が込められています
- AMS の目的は, 患者アウトカムの改善, 副作用の防止, 耐性菌の抑制, 医療費の抑制です
- AMS を遂行するためのガイドラインがあり, 効果的に活動するためのプログラム (antimicrobial stewardship programs; ASPs) が記載されています
- ASPs の効果測定のために継続的な評価を行うことが重要です
- ASPs を実践していくために, 感染症を専門とする医師・薬剤師を中心とした医療チーム (antimicrobial stewardship team; AST) を編成するようガイドラインで推奨されています

❶ Antimicrobial stewardship (抗菌薬適正使用支援) とは

　近年, さまざまな耐性菌の出現や微生物の薬剤耐性化が世界的に報告され, 大きな問題となっています. その一方で, 新しい薬剤の開発は停滞しており, 既存の薬剤を有効に活用していくことが求められています[1]. "Stewardship" はわが国ではあまりなじみのない言葉ですが, 管理責任という意味合いで森林保全 (forest stewardship) などの分野で使用されています. すなわち, antimicrobial stewardship (AMS) には,「抗菌薬という医療資源を有効に活用し, われわれの世代のみならず未来の世代まで, 継続可能な形で管理していくこと」という意味合いが込められており, われわれ医療従事者を含め抗菌薬に関わるすべての人にその管理責任があるといえます.
　抗菌薬の過剰使用と耐性菌の発生には一定の相関があることが示されており, 抗菌薬適正使用に対するさまざまな取り組みが古くから行われてきました (図1)[2]. しかし, それらが必ずしも成功していないことは, 現在の抗菌薬の使用状況や耐性菌の広がりが示すとおりです. そのようななか, AMS のさらなる進展のために, 米国感染症学会 (Infectious Diseases Society of America; IDSA) と米国医療疫学学会 (Society for Healthcare Epidemiology in America; SHEA) から, 2007 年に AMS のガイドライン[3], 2016 年に antibiotic stewardship program のガイドライン[4] が公表されました.

❷ Antimicrobial stewardship ガイドライン

1 ● AMS ガイドラインの概要

　ガイドラインでは，抗菌薬適正使用により，最大限の治療効果をもたらすとともに，副作用・耐性菌の発生ならびに治療コストを最小限に抑えることを目的として掲げ，それを遂行するための方法（antimicrobial stewardship programs；ASPs）が記載されています（表1）。また，病院内でASPsを実践するためには，システム整備が重要であり，感染症を専門とする医師・薬剤師を中心とした集学的な医療チーム（antimicrobial stewardship team；AST）の編成を強く推奨しています（表2）。わが国では感染症を専門とするスタッフのマンパワーに限りがあり，感染制御チーム（infection control team；ICT）がその任にあたることが多いですが，ICTとは別にASTを編成し，その成果を報告する施設も増えてきています[6]。

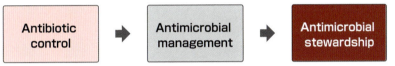

　抗菌薬適正使用は，抗菌薬の使用制限（control）から管理（management），管理責任（stewardship）と変化してきた。時代とともにその考え方の変化や，より戦略的な活動の採用などの変遷があった。
　"stewardship"には家の執事や飛行機の客室乗務員の職務に代表されるような，「きめ細やかな対応」も表現されている。一方的な抗菌薬使用の規制ではなく，抗菌薬適正使用を支援するという姿勢がうかがえる。

図1　抗菌薬適正使用活動の変遷
〔柳原克紀：IDSA/SHEA ガイドラインから Antimicrobial stewardship を読み解く．月刊薬事，56（5）：685-689，2014 より一部改変〕

表1　Antimicrobial stewardship の戦略

●メインの戦略（Active Antimicrobial Stewardship Strategies）
● 積極的介入とフィードバック
● 特定抗菌薬の処方制限と事前承認制
●補助的な戦略（Supplemental Antimicrobial Stewardship Strategies）
● 処方教育
● ガイドラインとアンチバイオグラムの活用
● 抗菌薬サイクリング療法
● 抗菌薬オーダーフォームの作成・活用
● 状況に応じた抗菌薬併用療法
● 培養結果に基づいた最適治療または de-escalation
● PK-PD 理論に基づいた用法・用量の適正化
● 経口薬へのスイッチ療法

2つのメイン戦略と施設の状況に合わせた補足的な戦略を組み合わせ，Antimicrobial stewardship program を遂行していくことが推奨されている。（各タイトルは内容を踏まえた筆者意訳）

〔Dellit TH, et al : Infectious Diseases Society of America and the Society for Healthcare Epidemiology of America guidelines for developing an institutional program to enhance antimicrobial stewardship. Clin Infect Dis, 44（2）: 159-177, 2007，前田真之：昭和大学病院 AST ―感染制御専門薬剤師としての視点．月刊薬事，56（5）: 709-713, 2014 より引用〕

2 • ASPガイドラインの概要

　AMSガイドラインの公表から約9年後に，ASPのガイドラインが公表されました。より具体的かつ実践的な内容がGRADEシステム[7]を用いた評価に基づいて記載されています。推奨項目は全28項目（表3）と多岐にわたるため詳細は割愛しますが，活動の目的や根拠，期待される

表2　Antimicrobial stewardship teamを構成するメンバー

コアメンバー
感染症専門医（infectious diseases physician）
感染症のトレーニングを受けた臨床薬剤師[*1]（clinical pharmacist with infectious diseases training）
その他のメンバー[*2]
臨床微生物学者（clinical microbiologist）
情報システム専門家（information system specialist）
感染制御専門家（infection control specialist）
病院疫学者（hospital epidemiologist）

[*1] 米国の臨床薬剤師は高度な専門研修プログラムを修了しているケースも多い（Society of Infectious diseases pharmacists（http://www.sidp.org/））

[*2] わが国には一般的ではない職種が記載されているが，以下のような専門的スタッフがそれらに替わると考えられる。
　　臨床微生物学者：感染制御認定臨床微生物検査技師
　　情報システム専門家：オーダリングシステムや電子カルテのシステム管理を担当する情報管理部門の事務員
　　感染制御専門家：感染管理認定看護師，感染制御専門薬剤師，インフェクションコントロールドクター（ICD）
　　病院疫学者：国立感染症研究所の実地疫学専門家コース（Field Epidemiology Training Program Japan（FETP-J））の修了生がこれにあたると思われるが人数は限られている。現実的には，日本環境感染学会の医療疫学トレーニングコース（http://www.kankyokansen.org/）を受講した感染管理認定看護師，感染制御専門薬剤師，ICDなどがいれば，ある程度のスキルを有すると考えられる

〔Dellit TH, et al：Infectious Diseases Society of America and the Society for Healthcare Epidemiology of America guidelines for developing an institutional program to enhance antimicrobial stewardship. Clin Infect Dis, 44（2）：159-177, 2007をもとに作成〕

用語解説 ● "antibiotic"と"antimicrobial"

　2007年のAMSガイドラインでは"antimicrobial"でしたが，2016年のASPガイドラインでは"antibiotic"が使われています。両者は以下のように分類されます。

- 抗生物質（antibiotic）：微生物が産生する，他の微生物に作用する物質（つまり，人工的に化学合成されていない薬剤）
- 抗菌薬（antimicrobial）：抗生物質と人工的に化学合成された（細菌に対して有効な）薬剤の総称

　わが国では両者を上記の定義に従って明確に使い分けるため，「抗菌薬（antimicrobial）」が多くの場合で用いられますが，海外ではそうではない傾向があります。患者さんに対しては「抗生剤（抗生物質）です」と説明することが多いと思いますが，「抗生剤（antibiotics）」のほうが親しみやすいニュアンスをもっています。
　2016年のガイドラインでは混乱を避けるためか，「antibioticをantimicrobialに代えて使用するが，両者は同義である」と記載されています。本書では国内の事情を踏まえ，"antimicrobial"で記載しました。

効果が記載されていますのでガイドラインの一読をお勧めします。ただし，わが国と米国（諸外国）では医療制度や環境が異なる部分があります。そのため，ガイドライン推奨事項がそのまま適応できない場合もあるため注意が必要です。

3 • ASPsのベースとなる重要なプログラム

ASPsには「積極的介入とフィードバック」と「抗菌薬の使用制限と許可制」の2つの主要なプログラムがあり，ガイドラインではこれらの活動を強く推奨しています。特に，「積極的介入とフィードバック」は感染症を専門とする医師や薬剤師が抗菌薬使用に対して直接介入し，処方へのフィードバックを行うことで不適切な抗菌薬使用を減少させることができるとされています。近年では，死亡率の減少や入院期間の短縮といった患者の予後を改善させたという活動報告も数多くなされています[8]。

表3 Antibiotic stewardship program ガイドライン推奨項目（28項目）

介入（intervenntions）
1. 抗菌薬の事前承認あるいは積極的介入とフィードバック(strong)
2. 教育用資材を用いた抗菌薬に関する教育(weak)
3. 施設ごとの診療ガイドライン・マニュアルの作成(weak)
4. 特定の感染症を対象とした介入(weak)
5. クロストリジウム・ディフィシル感染症ハイリスク抗菌薬に対する介入(strong)
6. 抗菌薬を処方した医師が自ら妥当性を評価できるようなシステム（ストップオーダーなど）の導入(weak)
7. 電子カルテと連動した抗菌薬処方支援システムの導入(weak)
8. 抗菌薬サイクリング・ミキシングは有用性が明らかでない(weak)

適正化（optimization）
9. 10. バンコマイシン(weak)とアミノグリコシド(strong)の薬物動態に基づいた投与設計とTDMの実施
11. 広域スペクトラムβ-ラクタム薬のPK-PD理論に基づいた投与方法の提示(weak)
12. 静注から経口薬への速やかな移行プログラムの実施(strong)
13. β-ラクタムアレルギー患者へのアレルギー評価と適切なペニシリン皮膚テストの実施(weak)
14. 感染症に応じた，より短期間で有効な治療期間を定めたガイドライン・マニュアルの作成(strong)
15. 適切な経験的治療のための層別化（場所や年齢別）アンチバイオグラムの作成(weak)
16. 感受性試験の選択的な報告(weak)
17. 呼吸器病原体に対する不適切な使用を減らすための迅速ウイルス検査の使用(weak)
18. 通常の血液培養に加えて，ASPのサポートと組み合わせた迅速診断検査（分子アッセイや質量分析法）の実施(weak)
19. 感染症が疑われる成人ICU入室患者におけるプロカルシトニンの測定(weak)
20. 侵襲性の真菌感染症のリスクがある血液悪性腫瘍患者における真菌マーカーの使用(weak)

効果測定（measurement）
21. DOTsによる抗菌薬使用量のモニタリング(weak)
22. 購入量の代わりに処方や投与に基づいた抗菌薬コストの測定(good practice recommendation)
23. 特定の感染症への介入の規模と目標を考慮したアウトカムの測定(good practice recommendation)

特殊病態（special populations）
24. 施設ごとの悪性腫瘍患者におけるFNガイドラインの作成(weak)
25. 免疫不全患者に対する抗真菌薬治療への介入(weak)
26. ナーシングホームや介護関連施設と連携した，不必要な抗菌薬処方抑制のための介入(good practice recommendation)
27. 不必要な抗菌薬処方と耐性菌発生の抑制を目的としたNICUへの介入(good practice recommendation)
28. 終末期医療における，医療従事者への抗菌薬治療に関する助言(good practice recommendation)

（ ）内は推奨の強さ
※各タイトルは内容を踏まえた筆者意訳

〔Barlam TF, et al: Implementing an Antibiotic Stewardship Program: Guidelines by the Infectious Diseases Society of America and the Society for Healthcare Epidemiology of America. Clin Infect Dis, 62 (10): e51-77, 2016 をもとに作成〕

ココが知りたい Q&A

Q 感染症科や感染症の専門医がいないと活動はできないですか？

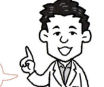

A 感染症専門医がいなくてもできます。

　AMSでは，抗菌薬処方あるいは感染症治療に対して介入することが多いので，院内に感染症を専門とする医師がいたほうがより効果的な活動ができることは事実です。

　しかし，国内のみならず世界的にみても感染症専門医の数は不足しています。感染症専門医が不在の施設におけるASPsの取り組みや成果を報告した論文もあり[9]，専門医がいなくても十分に活動は可能です。

　まずは感染症に興味がある医師や感染対策担当の医師にメンバーに入ってもらい，できることから始めましょう。特定の職種や担当者に偏った活動よりも，ガイドラインにもあるように医師と薬剤師を中心メンバーとした多職種チームでの活動を実践することが重要です。

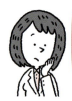

Q 特定の医師や診療科の抗菌薬の使い方が不適切ですが，指摘してもなかなか言うことを聞いてもらえません。どうしたらよいでしょうか？

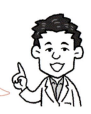

A まずは発想を少しだけ変えて，目の前の患者の治療をしたい主治医と同じ方向に目を向けましょう。

　主治医は患者の治療を目的として抗菌薬を処方する一方で，不適切な抗菌薬処方による治療の失敗，耐性菌の発生を抑制したいというAMSの目的が衝突することは当然起こり得る問題です。耐性菌の蔓延防止という公衆衛生の観点から，担当患者の抗菌薬治療を控える医師はいないはずです。

　主治医の処方が医学的に明らかな間違いである場合，こちらの提案に明確な根拠がある場合は解決可能なこともありますが，医療の曖昧さや患者の個別性などクリアカットに解決できないことの方が多いです。頭ごなしに否定するのではなく，どうしたら患者アウトカムが改善できるかを主治医とともに考えること（抗菌薬適正使用の支援）が重要です。正当性のみを一方的に主張し，主治医との信頼関係が破たんするような方法は，最終的に患者さんにとっての不利益につながります。

　結局のところ，信頼関係やコミュニケーション力が重要ということになります。信頼され，提案をスムーズに受け入れてもらえるようになるには，相手に成功体験（「ASTやICTの提案を受け入れてよかった！」）を与えることが重要です。これには時間と根気が必要です。

❸ Antimicrobial stewardship 活動の実際

　ガイドラインに記載されている ASPs を網羅的に一度に立ち上げるのは困難で，必ずしもその必要はありません。いきなり何かを始めるより，まずは自施設あるいは ICU や担当病棟などでもよいので，問題点を抽出することからスタートすることをお勧めします。そこで問題となっている感染症や抗菌薬の使用状況を調査することによって，どのように介入したらよいかを考えることができます。

　例をあげると，多くの病院で抗菌薬使用量（特に広域抗菌薬や耐性菌用薬剤）は経時的に集計していると思います。その使用量が増加した場合に，それが特定の医師あるいは診療科に処方が集中しているのか，病院全体で増加しているのかを調査することが第一歩です。少したいへんですが，カルテレビューでその処方状況を調査することにより，問題点や介入ポイントが明確になります。具体的には，適切な培養検体が提出されていないために治療のメルクマールが定まらない，de-escalation がなされていない，広域抗菌薬を使わざるを得ない感染症・微生物が増えている，といった具合です。

　ASPs に関する取り組みとその成果を報告した研究は近年増えていますので，ガイドラインとあわせて，自施設の活動を開始するうえでの参考にしてください。

❹ Antimicrobial stewardship の評価

1 ● 評価に関する問題

　サーベイランスは，医療関連感染に関するデータを疫学的手法に基づき収集，分析，評価し，フィードバックするという一連の活動のことです[10]。AMS に関しては，抗菌薬使用量や耐性菌の分離率を継続的に評価することがサーベイランスにあたりますが（具体的な方法については他の章を参照してください），それ以外にあまり確立されたものはありません。これは，サーベイ

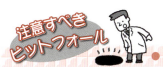

● 手段と目的を混同しない

　AMS の目的は患者アウトカムの改善や耐性菌の抑制，医療費の削減です。それを達成するためにさまざまな手段や方法（ASPs）があります。本来は AMS の目的を達成するために始めた活動が，いつの間にか目的になってしまうということがときに起こりえます。例えば，抗菌薬届出制や治療薬物モニタリング（therapeutic drug monitoring；TDM）など，本来は適正に使用してもらうための手段であったはずが，届け出自体や TDM をすること自体が目的化してしまっているというケースです。目的が不明確な活動はアウトカムの評価が困難で，病院スタッフの業務が増えただけという結果になりかねません。目的（何のためにやっているか）をしっかり定めることが重要です。

ランスがリスクアセスメント（例えば，ある集団における感染症の発生頻度とその影響の大きさの評価）に基づいて行われるものであるためです。また，AMSに関しての自施設データを他施設データと比較する際に用いるベンチマークもまだ確立されていません。現状では，問題点（リサーチクエスチョン）に基づき，活動や介入（ASPs）の効果を測定するという"調査・研究"を進めている状況にあるといえます。ガイドラインにおいても，AMSの効果測定や指標の確立のためにプロセスとアウトカムをモニタリングしていく必要があると記載されています。

表4　プロセスとアウトカムの例

プロセス指標の例	アウトカム指標の例
抗菌薬使用量 TDM実施率 De-escalation実施率 血液培養実施率（2セット採取率） 初期治療開始までの時間 バンドル実施率 PK-PDパラメータの達成率 など	耐性菌発生率 医療費 副作用発生率 死亡率 入院期間 再入院率 感染症の発生率（e.g.クロストリジウム・ディフィシル感染症，耐性菌感染症） 感染症再発率 治癒率 QALYs※ など

TDM；therapeutic drug monitoring，PK-PD；pharmacokinetics-pharmacodynamics，QALYs；quality-adjusted life years.
プロセスはアウトカムによって変化するので，絶対的な基準ではない。
各指標は客観的かつ再現性の高いものを用いることが望ましい。
※用語解説参照

〔Coulter S, et al：The need for cost-effectiveness analyses of antimicrobial stewardship programmes: A structured review. Int J Antimicrob Agents, 46（2）：140-149, 2015をもとに作成〕

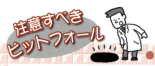

● 得られた結果の拡大解釈に注意！

　ASPsのアウトカム設定あるいは評価が困難なケースがあります。プロセスによってもたらされるアウトカムの発生がまれ，あるいは測定すること自体が困難な場合，多くの因子がアウトカムに関係している（多数の交絡因子の存在）場合がそれにあたります。その場合に，プロセスのみを評価することがあります。また両者に，すでに強い因果関係が証明されている場合もプロセス評価をアウトカムの代用とする場合もあります。

　ここで注意したいのは，得られた結果の拡大解釈や論理の飛躍です。例えば，抗MRSA薬のようなTDMが必要な薬剤に対して介入を行った場合，プロセスとしてその実施率を評価します。このTDM実施率という結果のみをもって「適正使用が推進された」「患者の治療が適正に行われた」などの結論を導くことは適切ではありません。TDM自体がどんなに行われても，患者の治療が成功していなければ意味がないので，「有効血中濃度の達成率」あるいは「治療の有効率」などを評価する必要があります。

2 ● AMSの評価,効果測定

　自施設において AMS を導入し,何らかの活動(ASPs)を行った場合にはその評価,効果測定をする必要があります。これは,病院の管理責任者(病院長や医療法人の理事長,事務長など)に活動を認めてもらうためにも重要で[11],抗菌薬適正使用の活動における人的・物的リソースの確保にもつながります。

　評価はプロセス評価とアウトカム評価に大別することができます。プロセスとは実際に行われた対策であり,その実施率などを評価します。アウトカムはプロセスによりもたらされる結果であり,発生率や死亡率,医療費などを評価することになります。プロセス指標とアウトカム指標の例を表4に示します。ただし,プロセスはアウトカムによって変化します。例えば,プロセスとして不必要な抗菌薬処方に対して介入した場合,アウトカムは抗菌薬使用量の減少となりますが,耐性菌の減少というアウトカムから見た場合は使用量もプロセスの1つといえます。また,プロセスと関係のないアウトカムは評価することができません。

　医療のアウトカムは個々の患者にとっての利益(benefit)となる項目を評価することが望ましいですが,AMS においてこれは必ずしも容易ではありません。まずは自施設における AMS 活動の目的・方法とそれにより期待されるアウトカムを定めることが重要です。

❺ まとめ

　本項では AMS の考え方,遂行するための方法,評価についてまとめました。実際に何を行ったらよいかは施設によって異なりますので,その手がかりを得るためのポイントに重点を置きました。冒頭にも記載しましたが,重要な医療資源である抗菌薬を有効に活用し,現在から未来にわたって継続的に管理していくという意味が AMS に込められています。したがって,ASPs の結果は短期的に出るものではないため,年単位の継続的な活動と評価を行っていくことが重要です。

用語解説 ● QALYs

　QALYs (quality adjusted life years:質調整生存年)は,費用効用分析に用いる指標です。生存・死亡といった生命予後に QOL (quality of life)を組み合わせて評価することによって医薬品や医療行為の価値を比較することが可能となります。QOL の評価尺度の設定が難しく,QALYs を用いた AMS 評価の報告は非常に限られています[12]。QALYs は費用対効果の検討,例えば,増分費用対効果比(incremental cost-effectiveness ratio;ICER)による薬剤経済学的検討に用いられます。わが国でもさまざまな分野で導入されつつあり[13],今後のさらなる研究が期待されます。

📖 参考文献

1) Laxminarayan R : Antibiotic effectiveness: balancing conservation against innovation. Science, 345（6202）: 1299-1301, 2014
2) 柳原克紀：IDSA/SHEA ガイドラインから Antimicrobial stewardship を読み解く．月刊薬事，56（5）：685-689，2014
3) Dellit TH, et al : Infectious Diseases Society of America and the Society for Healthcare Epidemiology of America guidelines for developing an institutional program to enhance antimicrobial stewardship. Clin Infect Dis, 44（2）: 159-177, 2007
4) Barlam TF, et al : Implementing an Antibiotic Stewardship Program: Guidelines by the Infectious Diseases Society of America and the Society for Healthcare Epidemiology of America. Clin Infect Dis, 62（10）: e51-77, 2016
5) 前田真之：昭和大学病院 AST ―感染制御専門薬剤師としての視点．月刊薬事，56（5）：709-713，2014
6) Maeda M, et al : Effect of interventions by an antimicrobial stewardship team on clinical course and economic outcome in patients with bloodstream infection. J Infect Chemother, 22（2）: 90-95, 2016
7) US GRADE Network : Approach and implications to rating the quality of evidence and strength of recommendations using the GRADE methodology, 2015（http://www.gradeworkinggroup.org/）
8) Coulter S, et al : The need for cost-effectiveness analyses of antimicrobial stewardship programmes: A structured review. Int J Antimicrob Agents, 46（2）: 140-149, 2015
9) Waters CD : Pharmacist-driven antimicrobial stewardship program in an institution without infectious diseases physician support. Am J Health Syst Pharm, 72（6）: 466-468, 2015
10) 坂本史衣：医療関連感染リスクと改善を可視化する疫学，サーベイランス，リスクアセスメント．日本環境感染学会誌，31（1）：10-16，2016
11) Johannsson B, et al: Improving antimicrobial stewardship: the evolution of programmatic strategies and barriers. Infect Control Hosp Epidemiol, 32（4）: 367-374, 2011
12) Scheetz MH, et al : Cost-effectiveness analysis of an antimicrobial stewardship team on bloodstream infections: a probabilistic analysis. J Antimicrob Chemother. 63（4）: 816-825, 2009
13) 厚生労働省：中央社会保険医療協議会　費用対効果評価専門部会　（第1回）　議事次第　医療技術の費用対効果の評価と活用について（概論）（http://www.mhlw.go.jp/stf/shingi/2r9852000002a7mj.html）

7 Antimicrobial stewardshipとは

☐ Memo

8 抗菌薬使用量統計の実際

西村 信弘，冨田 隆志

> **POINT**
> - 抗菌薬使用量統計は目的にあった集計方法，集計単位を設定して行います
> - 可能な範囲で実際の施用量（実施量）に近い情報をもつデータを使用することが重要です
> - 施設間比較を行う際には，データの取得背景や基準値（DDD）が異なっていないか注意が必要です
> - 抗菌薬使用量は antimicrobial stewardship programs (ASPs) の臨床指標の一つとなります

❶ 抗菌薬使用量統計の国内外における現状

　今日の感染症治療において，抗菌薬の使用が不可欠であることはいうまでもありませんが，昨今の適正使用の推進，欧米における antimicrobial stewardship programs (ASPs) の取り組みが進められるなか，抗菌薬の使用量を集計，把握することは，耐性菌出現コントロールのためにも極めて重要です。わが国においても，「抗菌薬の適正使用に向けた8学会提言　抗菌薬適正使用支援（Antimicrobial Stewardship；AS）プログラム推進のために―提言発表の背景と目的―」が公表されました[1]。これは，薬剤耐性菌の検出や抗菌薬使用量のサーベイランスにより，薬剤耐性化や抗菌薬曝露状況の把握ができ，抗菌薬の適正使用につながるというものです。しかし，実際はわが国における全国の多施設を対象とした抗菌薬使用量統計の報告は少なく，各医療機関内，あるいは地域の医療機関でのサーベイランス報告にとどまっているのが現状です。

　一方，欧米やアジア諸国においては，国家レベルでの使用量集計事業が行われており，各国の抗菌薬使用状況が国家間で比較評価されています。わが国にはこのような国家データが存在しませんので，早急に抗菌薬使用量を集計できるシステムが必要とされています。

　次に，前述の抗菌薬集計報告において，実際にどのような方法で抗菌薬使用量が集計され，どのような臨床指標をもとに評価が行われているのかを見てみましょう。日本病院薬剤師会の学術小委員会により，わが国初の全身投与抗菌薬使用量の全国サーベイランスが実施され，論文として報告されています[2]。この報告では緑膿菌の薬剤耐性率を臨床指標として，抗菌薬の使用量を評価しています。一方，欧米の報告では，近年，薬剤耐性率を臨床指標とする傾向は少なくなりつつあり，むしろ ASPs により得られる結果として，抗菌薬使用量を感染症治療効果，生存率などの指標と関連づける抗菌薬使用量統計報告が多くなっています。わが国においてもそのような評価指標を用いることは試みられていますが，感染制御や感染症に関わる薬剤師の業務時間が限られており，十分な臨床指標の評価が行えていない現状にあります。

❷ 抗菌薬使用量の単位は？

1 ● サーベイランスの種類による使い分け

　まず，抗菌薬使用量をどのような単位で集計するのがよいのか考えてみましょう。使用量の増減，系統ごとの使用量比較，他施設との比較，海外のデータとの比較など種々の目的に合った集計単位を設定する必要があります。集計単位が適切でなければ，抗菌薬使用量の評価，比較ができませんので，とても重要な事項です。バイアルやアンプルの本数で集計するのか，投与された薬物量（力価）で集計するのか，AUD（DDDs/patient-days）で集計するのか，DOT（DOTs/patient-days）で集計するのかなどを決定してからサーベイランスを実施するべきです。欧州，米国，アジア諸国においては，国，地域ごとのすべての抗菌薬使用量（全身投与薬も内服薬も含めて）をサーベイランスしています（図1）。その際には，販売データが用いられることが多いの

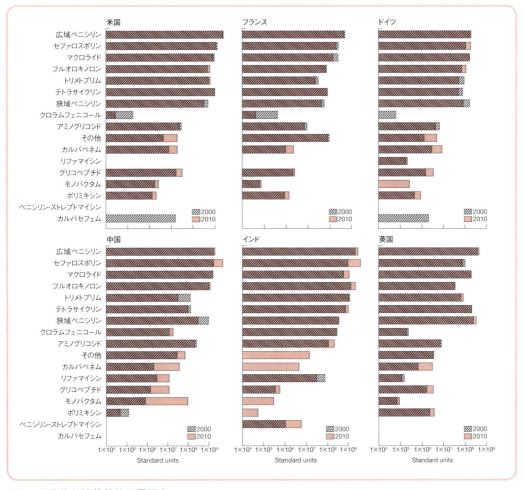

図1　国際的な抗菌薬使用量調査

〔Van Boeckel TP, et al：Global antibiotic consumption 2000 to 2010：an analysis of national pharmaceutical sales data, Lancet Infect Dis, 14（8）：742-750, 2014 より引用〕

ですが，使用量としては「Standard Unit」（錠，カプセル，アンプル，バイアルなどの単位をすべて統一したもので，1錠でも1アンプルでも1 Standard Unitと集計）を用いて表現される場合[3]，あるいは力価「kg」，「g」として集計される場合があります。図2に示した調査報告論文は「THE STATE OF THE WORLD'S ANTIBIOTICS 2015」[4]にも引用されており，適確に国家間の比較，2000年と2010年の比較がなされており，「Standard Unit」を用いた抗菌薬使用量サー

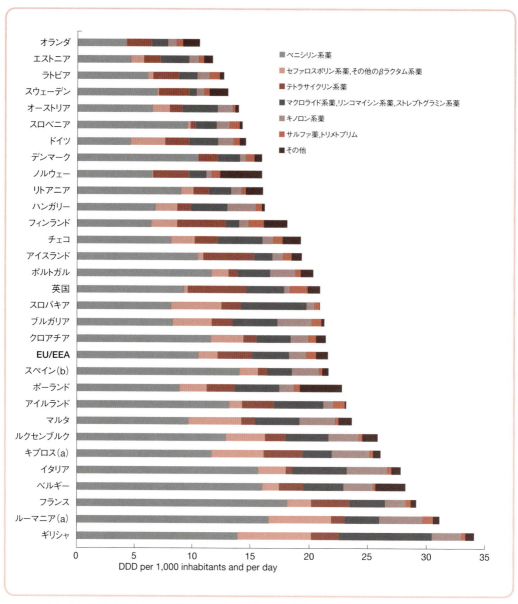

図2　市中における全身投与用抗菌薬の国別使用量（2014年）

〔ECDC : Summary of the latest data on antibiotic consumption in the European Union, ESAC-Net surveillance data November 2015 より引用〕

8 抗菌薬使用量統計の実際

ベイランス（国家の人口を補正するために人口1,000人あたりとしています）の有用性が示されています。このようにすべての抗菌薬の使用量（販売量）を集計し，統計・評価する場合には「kg」「g」や「Standard Unit」が利用しやすく，簡便に集計・解析することができるでしょう。

一方，European Surveillance of Antimicrobial Consumption Network (ESAC-Net) サーベイランスでは，全身投与用抗菌薬については，AUDを用いて集計し比較を行っています[5]。この報告では「DDDs/1,000 inhabitants/day」として地域の住人1日あたりのDDDsを集計しています。また，他の多くの報告においても，全身投与用抗菌薬の統計・評価にはAUDが用いられています。医療機関で使用された全身投与用抗菌薬の使用量を，AUDを用いて統計・評価することにより，国家間，施設間での使用状況の比較が可能となり，抗菌薬の種類ごとの比較評価もできるため，繁用されてきたと考えられます。

しかし，第1章で詳細を説明していますが，AUDでの統計には問題点があることも指摘されていますので，WHOが推奨するATC/DDDシステムを用いて集計するのか，あるいは第2章に解説している用量に関係なく投与日数を見たDOTを用いるかを検討する必要があります。図3の

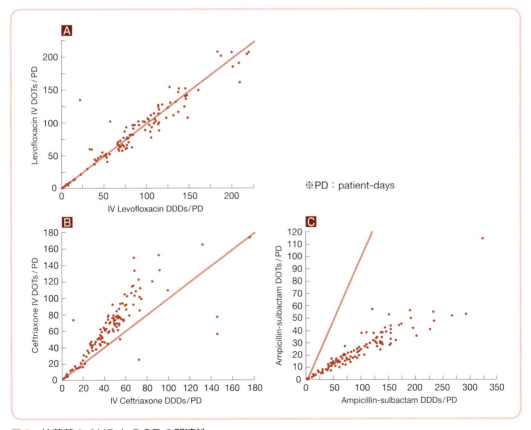

図3 抗菌薬のAUDとDOTの関連性

〔Polk RE, et al：Measurement of adult antibacterial drug use in 130 US hospitals: comparison of defined daily dose and days of therapy. Clin Infect Dis, 44 (5)：664-670, 2007 より引用〕

ように，抗菌薬の種類により，AUDとDOTが一致しているものもあれば，AUDとDOTが一致しないものが存在し，抗菌薬の使用量がDDDに対して十分か，不足しているのかなどを検討することができます[6]。

このことを，丹羽らが自施設データにて，AUD/DOTを算出することにより，明らかにしました[7]。すなわち，AUD/DOTが1に近ければ，DDDの用量で治療が行われていると評価され，AUD/DOT≦1であれば，DDDより少ない用量での投与が行われていると評価できます。また，AUD/DOT≧1であれば，DDD以上の用量が使用されていると考えられます。このような評価をもとに，自施設の抗菌薬投与量が適正に実施されているかどうかを判断する材料になり得ます。

2 ● 薬剤使用データの取得と取り扱い

ATC/DDDシステム，DOTの概念等についての解説は他項に譲るとして，本項では実際のデータ収集とAUD，DOTの算出について述べます。

ベースとなる使用量の算出においては，レセプトデータ，電子カルテの実施データ，薬剤部門システムの払い出しデータ，電子カルテの処方データなどがデータソースとなり得ます。施設ごとに入手可能なデータは異なると考えられますが，可能な範囲で実際の施用量（実施量）に近い情報をもつデータを使用することが重要です。

所定の期間に使用された抗菌薬量（力価量）と，個々の医薬品を示す「コード類」とが連結されたデータセットを入手します。最終的な集計では，これらを一般的名称（ATCコード）ごとに整理する必要があります。

まず，自施設で得られるデータをATCコードと力価量のデータに変換する手段を用意しましょう。電子カルテシステムや医事会計システムなどで取り扱われる医薬品マスタでは，多くの場合システム独自のコードのほかに薬価基準収載医薬品コード（厚労省コード），薬価情報コード（YJコード）をもっています。厚生労働省が提示している「薬価基準収載品目リスト及び後発医薬品に関する情報」や，各種のデータベースなどを有効利用すれば，各薬剤の一般的名称や規格との紐づけが容易になるでしょう。厚労省コード，YJコードは12桁の数列（アルファベット1文字を含む）ですが，前方から9桁までが有効成分・投与経路・剤形および規格を規定しています。これをATCコードやDDD，単位およびこれをDDD単位に変換する係数などと紐づけた変換用テーブルを用意しておけば，採用品目の規格変更や後発品切り替えなどの折にストレスなく作業できるでしょう（図4）。

また，使用量データは処方オーダされた単位から，最終的に集計する単位（大部分は「g」）に変換する必要があります。取得データが「g」，「mL」，「瓶」などのように複数の処方単位で記録されている場合，薬剤ごとに最終集計単位に変換するため，自施設の医薬品マスタにもたせている処方単位を変換する必要があります。取得した使用量のデータセットから，コード情報をいったん厚労省コード前方9桁に変換し，そこからVLOOKUP関数などを用いて前述のような変換用テーブルを参照し，ATCコードなどと連結，最終集計単位に変換します（図5）。

最終的にはATCコードごとに使用量データを，ピボットテーブル機能などを用いて集計処理することで，抗菌薬使用量が算出されます。

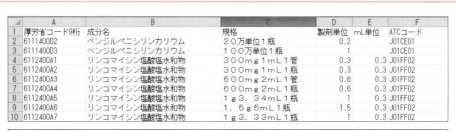

図4 AUD算出例①

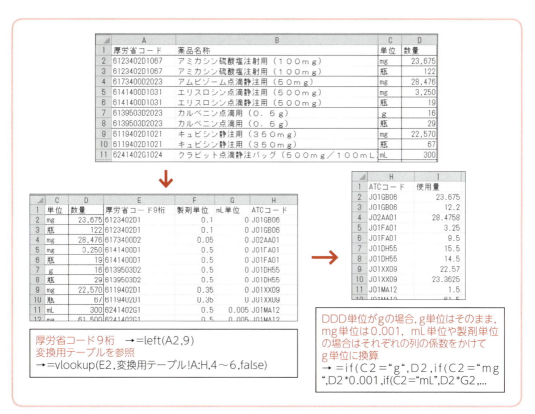

図5 AUD算出例②

	H	I	J	K	L
1	ATCコード	使用量		行ラベル	合計 / 使用量
2	J01GB06	23.675		J01AA08	27.1
3	J01GB06	12.2		J01CA01	1045.52
4	J02AA01	28.4758		J01CA12	105
5	J01FA01	3.25		J01CE01	2048
6	J01FA01	9.5		J01CR01	7228.25
7	J01DH55	15.5		J01CR05	13424.05
8	J01DH55	14.5		J01DB04	11545.825
9	J01XX09	22.57		J01DC09	3750.95
10	J01XX09	23.3625		J01DC18	234
11	J01MA12	1.5		J01DD01	173.5

ピボットテーブルでATCごとに使用量を合計

	A	B	C	E	F	G
1	ATCコード	薬品名	DDD	使用量	期間の患者延べ在院日数	AUD
2	J01AA08	ミノサイクリン	0.2	27.1	21452	0.6316427
3	J01AA12	チゲサイクリン	0.1			
4	J01BA01	クロラムフェニコール	3			
5	J01CA01	アンピシリン	2	1045.52		2.4368823
6	J01CA12	ピペラシリン	14	105		0.0349618
7	J01CA19	アスポキシシリン	4			
8	J01CE01	ベンジルペニシリン	6	2048		1.5911492
9	J01CR01	アンピシリン・スルバクタム	3	7228.25		11.231664
10	J01CR05	ピペラシリン・タゾバクタム (8:1)	15.75	13424.05		3.9731523

VLOOKUP関数でATCコード順のテーブルに連結し，DDDと紐づけ

使用量をDDDで割り，さらにのべ在院日数で割って100をかける

図6　AUD算出例③

抗菌薬使用量からのAUD算出は，第1章で述べられているように次式で算出されます(100患者日を基準とする場合)(図6)。

$$\text{AUD (DDDs/100 patient-days)} = \frac{\dfrac{\text{抗菌薬使用量}}{\text{DDD}}}{\text{入院患者のべ在院日数}} \times 100$$

DOTを当該薬剤の投与が行われた日の数と定義すると，同様のデータから以下のような手法で習得できます。

患者IDと個々の医薬品を示すコード，および実施日(処方日)が連結されたデータとして全実施情報(処方情報)を入手します。規格違いの重複を避けるために取得したコード情報をいったん一般的名称(ATCコード)まで変換します。実施日に実施時刻などが付いている場合は日付のみのデータに変換して，各薬剤について患者ID・実施日(処方日)の連結データを作成し，これを，ピボットテーブル機能などを用いてATCコードごとに重複を除外した件数を集計すると，DOTに相当する数値が取得できます(図7)。DOTもAUD同様入院患者延べ在院日数で除して評価します。

なお，DOTを治療期間と定義し，例えば3回の隔日投与の場合5日として計算する場合もあ

	A	B	C	D	E	F	G
1	厚労省コード	患者ID	文書日付	薬品名称	文書日付	ATCコード	ID_日付
2	6119402D1021	00000001	2014/1/17 15:12	キュビシン静注用（３５０ｍｇ）	2014 /1/17	J01XX09	00000001_41656
3	6119402D1021	00000001	2014/1/18 15:16	キュビシン静注用（３５０ｍｇ）	2014 /1/18	J01XX09	00000001_41657
4	6119402D1021	00000001	2014/1/19 14:32	キュビシン静注用（３５０ｍｇ）	2014 /1/19	J01XX09	00000001_41658
5	6119402D1021	00000001	2014/1/20 14:46	キュビシン静注用（３５０ｍｇ）	2014 /1/20	J01XX09	00000001_41659
6	6119402D1021	00000001	2014/1/21 14:00	キュビシン静注用（３５０ｍｇ）	2014 /1/21	J01XX09	00000001_41660
7	6119402D1021	00000001	2014/1/22 14:09	キュビシン静注用（３５０ｍｇ）	2014 /1/22	J01XX09	00000001_41661
8	6119402D1021	00000001	2014/1/23 14:23	キュビシン静注用（３５０ｍｇ）	2014 /1/23	J01XX09	00000001_41662
9	6119402D1021	00000001	2014/1/24 16:11	キュビシン静注用（３５０ｍｇ）	2014 /1/24	J01XX09	00000001_41663
10	6119402D1021	00000001	2014/1/25 14:00	キュビシン静注用（３５０ｍｇ）	2014 /1/25	J01XX09	00000001_41664
11	6119402D1021	00000001	2014/1/26 14:00	キュビシン静注用（３５０ｍｇ）	2014 /1/26	J01XX09	00000001_41665
12	6119402D1021	00000001	2014/1/27 13:49	キュビシン静注用（３５０ｍｇ）	2014 /1/27	J01XX09	00000001_41666

文書日付から時刻分を削除　→=trunk(C2)
IDと日付を結合　→=F2&"_"G2

厚労省コード9桁をもとに変換用テーブルを参照して
ATCコードに変換
→=vlookup(left(A2,9),変換用テーブル!A:H,6,false)

	F	G	H	I	J
1	ATCコード	ID_日付		行ラベル	データの個数 / ID_日付
2	J01XX09	00000001_41656		J01AA08	560
3	J01XX09	00000001_41657		J01CA01	2228
4	J01XX09	00000001_41658		J01CA12	382
5	J01XX09	00000001_41659		J01CE01	657
6	J01XX09	00000001_41660		J01CR01	9729
7	J01XX09	00000001_41661		J01CR05	6381
8	J01XX09	00000001_41662		J01DB04	31469
9	J01XX09	00000001_41663		J01DC09	11279
10	J01XX09	00000001_41664		J01DC18	1237
11	J01XX09	00000001_41665		J01DD01	398

ピボットテーブルでATCコードごとにID_日付のデータの個数を集計

図7　AUD算出例④

りますが，この場合患者ごとに投与スケジュールを確認する必要などが生じ，かなりの作業負荷となることが想定されます。多くの場合実際の投与日数を評価対象としていますが，サーベイランスの実施や参加，外部報告データの参照にあたっては，定義をよく確認することが必要です。

3 • 多施設サーベイランスのデータ集計と統計

複数施設での比較を念頭にしたサーベイランスでは，収集単位など，情報粒度をそろえるためにも，共通認識が欠かせません。各施設で異なるフォーマットで取得されているデータを誤りなく整理するためには，特定の書式を配布し，それを収集する方法がとられることになるでしょう。

また，この際，施設ごとのデータソースを明らかにすることが必要です。中止・返品などの反映されていない処方データや払い出しデータの場合，数値が過大に評価されている可能性があります。1瓶から半分のみ使用しているといった場合に，データが実使用量で得られているか，製品規格単位に切り上げられているかの区別も明らかにしておく必要があります。

AUDは標準的な1日用量を前提に算出されているものであるため，本来小児データを扱うのには適しません。扱うデータに小児を含めるかどうかについて，明確に定義しておく必要があるでしょう。DOTの場合，小児データを含んでいても用量差は影響しませんが，データソースが中止・返品などの反映されていない処方データや払い出しデータの場合にはAUD同様に過大評価が懸念されます。

❸ 抗菌薬使用量の評価に用いる臨床指標

　抗菌薬の使用にあたっては，治療効果を損なうことなく，耐性菌出現を抑制することが最も重要であるので，それらを評価できるものを臨床指標とすることが望まれます。しかし，実際の治療の臨床評価を個々の患者について実施することは困難であることから，使用量集計は独立したものとして，すべての抗菌薬あるいは注射薬のみに的を絞らざるを得ない現状があります。近年，微生物の薬剤耐性率と抗菌薬使用量との関係を評価することも試みられてきましたが，多様化する薬剤耐性菌の出現，伝播，蔓延により，他施設の状況を一定の条件下で評価することも困難となっています。すなわち，2000年以降は，MRSAが院内感染の原因菌として患者の転帰に大きな影響を与える因子として注目され，種々の対策が考えられ，一定の成果を上げていると考えられますが，近年は，グラム陰性桿菌の多剤耐性化，クロストリジウムディフィシルによる感染，市中でのESBLの蔓延など，問題視すべき微生物が変化してきています。さらに，カルバペネムに対し耐性を獲得したグラム陰性桿菌の検出状況も，医療施設における抗菌薬の使用量，使用方法と密接に関係があると考えられますが，体系的な研究結果は報告されていませんので，今後の調査・解析が待たれます。

　一方で，ASPsの具体的な臨床指標の一つとして，抗菌薬の使用量が考えられます。抗菌薬使用に対する介入が抗菌薬使用量や治療効果にどのような影響を与えるかを定量的に評価することは，その抗菌薬が適正かつ有効に使用されたことを示す根拠となり得ます。しかし，すべての抗菌薬について実施することは難しいことから，抗MRSA薬やカルバペネム薬など，耐性菌に対する薬剤，あるいは広域スペクトラムを有する薬剤を対象として，調査・解析することも考えなければなりません。

　ASPsについては第7章で詳細に解説されていますが，抗菌薬使用量集計と他の項目を関連づけられることが重要になります。これらのことを考慮しつつ，抗菌薬使用量サーベイランスが実

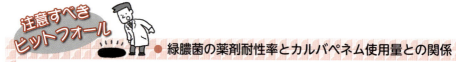

● 緑膿菌の薬剤耐性率とカルバペネム使用量との関係

　多施設データをプロットした場合，年度ごとでは緩やかな正の相関が認められますが，各年度平均値と薬剤耐性率を経年的にプロットすると，カルバペネムの使用量の増加に対して，薬剤耐性率は低下している場合があります。

　抗菌薬の曝露量と薬剤耐性率は正の相関を示すとの報告が大多数ですので，基本的にこのことに誤りはないでしょう。一方，AUD/DOTを算出してみると，抗菌薬の適正使用の実態がみえてきます。例えば，カルバペネム系薬のAUD/DOTが0.7から1.0に近づいたとすれば，DDDでの治療が行われるようになっており，より適正な用量により抗菌化学療法が実施されていると考えられますので，そうすると緑膿菌のカルバペネム感受性は改善されるものと考えられます。

施されることが望まれ，自施設での統計から，地域でのサーベイランス，そして日本全体での参加型のサーベイランス，すべての医療機関におけるサーベイランスへ発展させていくことが必要です。究極の目標はWHOによる全世界の抗菌薬使用状況調査が実施され，耐性菌出現への影響が解き明かされることでしょう。

ココが知りたい Q&A

Q 自施設での抗菌薬使用量データを他施設と比較できるのですか？

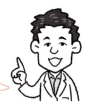

A 単純には比較できませんし，使用量は施設間で比較してもあまり意味がありません。しかし，「○○系薬の使用量が他施設に比較して多い」など，自施設の特徴を捉えることは可能です。また，耐性菌の検出数が多い，クロストリジウム・ディフィシル陽性症例が多いなどの要因を抗菌薬使用量の特徴から推察することもできます。

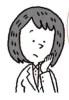

Q データテーブル間の紐づけや集計はどのように行うとよいですか？

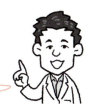

A 表計算ソフトの機能で十分に処理が可能です。

　データベースソフトを使用可能な場合，別のテーブルを参照してコードを変換することや，特定の項目ごとに集計することは一般的な機能として提供されているでしょう。

　データベースソフトを使用しない場合でも，例えばMicrosoft Excel® のみで作業する場合，データテーブル間の紐づけ作業にはVLOOKUP関数，集計にはピボットテーブルの機能を使用できます。機能の詳細はヘルプや成書などを参照いただければと思いますが，自施設の医薬品マスタの自施設のコードと，処方単位間の係数，厚労省コードやATCコードのデータテーブルを用意しておき，取得したデータのコードからVLOOKUP関数を使用してATCコードと薬剤使用量のテーブルに変換し，それをピボットテーブルで集計することでデータ算出が可能です。

用語解説 ● DDD の改訂

まれにではありますが，WHO の ATC/DDD は改訂される場合があります[9]。DDD 値が改訂されていないかについては適宜確認を行う必要があるでしょう。ただし，トレンドを把握するうえでは，ある時点以降の基準値を変更するのではなく，過去のデータも含めてすべてを修正するべきです。

また，世界的にあまり多くの国で承認を受けていない薬剤など，わが国で使用されていても DDD が設定されていないものも存在しています。少なくとも抗菌薬については，わが国からの働きかけなどにより項目が追加されており，現時点で国内流通する抗菌薬で DDD が設定されていないものはなくなっています。しかしながら，このような経緯から過去に報告された AUD 値等は，各サーベイランスで独自に設定された基準値を用いて集計し，提示されている場合も少なくありません。外部の報告データとの比較を行う際には，その報告が基準として用いている DDD を確認することも重要です。

参考文献

1) 日本環境感染学会，他：抗菌薬の適正使用に向けた8学会提言 抗菌薬適正使用支援（Antimicrobial Stewardship；AS）プログラム推進のために―提言発表の背景と目的―，2016年4月15日 (http://www.kankyokansen.org/modules/news/index.php?content_id=161)
2) Muraki Y, et al：Nationwide surveillance of antimicrobial consumption and resistance to Pseudomonas aeruginosa isolates at 203 Japanese hospitals in 2010. Infection, 41 (2)：415-423, 2013
3) Van Boeckel TP, et al：Global antibiotic consumption 2000 to 2010：an analysis of national pharmaceutical sales data, Lancet Infect Dis, 14 (8)：742-750, 2014
4) Center for Disease Dynamics, Economics & Policy：The State of the World's Antibiotics, 2015. CDDEP, 2015
5) ECDC：Summary of the latest data on antibiotic consumption in the European Union, ESAC-Net surveillance data, November 2015
6) Polk RE, et al：Measurement of adult antibacterial drug use in 130 US hospitals: comparison of defined daily dose and days of therapy. Clin Infect Dis, 44 (5)：664-670, 2007
7) 丹羽隆，他：Defined daily dose (DDD) と days of therapy (DOT) を用いた抗菌薬使用量の評価．環境感染, 29 (5)：333-339, 2014
8) Centers for Disease Control and Prevention：Core Elements of Hospital Antibiotic Stewardship Programs. CDC, 2014 (http://www.cdc.gov/getsmart/healthcare/implementation/core-elements.html)
9) WHO Collaborating Centre for Drug Statistics Methodology：DDD alterations from 1982-2016 (http://www.whocc.no/atc_ddd_alterations_cumulative/ddd_alterations/)

8 抗菌薬使用量統計の実際

☐ Memo

9 消毒薬使用量調査

西 圭史

POINT
- 手指消毒薬の使用量調査は，実際の使用量を集計するのが理想ですが，払い出し量が現実的です
- 払い出し量を用いて，手指消毒遵守率や手指衛生指数を算出し評価することができます
- 高水準消毒薬の使用量調査とともに，ゴーグルやガウン，テストストリップの使用量も調査するとより効果的です
- 中水準，低水準消毒薬は，使用量調査に加え，使用している場面の調査も必要です

1 手指消毒薬の使用量調査

1 手指消毒薬の使用量を調査する目的

　速乾性アルコール手指消毒薬（以下，手指消毒薬）の使用量を調査する目的は，施設での手指衛生の実施状況を評価することです。MRSA（methicillin-resistant *Staphyloccus aureus*）や多剤耐性陰性桿菌による医療関連感染は医療従事者の手指を介して伝播します。この伝播を断ち切るための最も有効な手段は手指衛生の遵守であることはいうまでもありません[1]。

　しかし，最も有効な手段であるはずの手指衛生が，必要なタイミングに適正な量を用いて行われているとはいいがたく，種々の報告では5〜89％と幅がありますが，平均的な遵守率は38.7％と報告されています[1]。この遵守率を上げるため，手指消毒薬を行うタイミングの適正化と使用量増加を目標としてさまざまな取り組みがなされますが[2]，この取り組みの評価のために手指消毒薬の集計を行います。また，手指消毒薬の使用量の増加は医療関連感染罹患率やMRSA検出率の有意な減少につながるため，MRSA検出率と対比した調査が有益です[3]。

2 手指消毒薬の使用量を調査する方法

　図1にWHO（World Health Organization）の手指衛生ガイドラインが推奨する1カ月あたりの手指消毒薬必要量の計算式を示します[4]。

　また，図2の式のように，図1の式を用いて求めた自施設における1カ月あたりの手指消毒薬必要量と，その月に使用した（払い出した）手指消毒薬量を用いると手指衛生遵守率が計算できます。

　以下に，図1の式を用いて1カ月あたりの手指消毒薬必要量を算出するためのポイントを解説します[4]。

①患者と接触している医療従事者の人数

　ある時点で，患者に直接携わっている医療従事者の数は，病棟（診療科）の医療従事者の40〜60％程度の割合になります。医師や看護師を含むすべての医療従事者は，勤務時間中のすべての時間を患者の看護や診療にあてているわけではありません。現実的な時間を計算するために，医療従事者が規定の勤務時間内に病棟や診療科で何時間，患者と直接接しているかを見積もって人数に換算します。

②1時間あたりに必要とされる手指衛生の実施回数

　必要とされる手指衛生の最大回数は，一般病棟では医療従事者1人あたり8回/1時間，ICUでは22回/1時間とすることができます。

③1日あたりの看護（診療）時間

　1日あたりの看護（診療）時間は，例えば1日が8時間勤務とすれば，4〜6時間と考えます。

④1カ月間の勤務日数

　勤務日数は，1カ月のうち約20〜25日（平均22日）とします。

⑤1回の消毒薬の量

　1回の手指消毒に要する消毒薬の量は，施設で使用している手指消毒薬の1回量をL単位で用います。例えば0.002L（2mL）となります。

⑥使用誤差許容量

　こぼしてしまったりすることなどで，無駄になった手指消毒薬の量を使用した手指消毒薬量の10％として加えます。例えば，1カ月に10L使用したとすれば，使用誤差許容量が1Lとなり10＋1＝11Lとなります。

$$\text{1カ月あたりの手指消毒薬必要量（L）} = \text{医療従事者の人数（人）} \times \text{1時間あたりの手指衛生実施回数（回）} \times \text{1日あたりの看護時間（時間）} \times \text{1カ月あたりの勤務日数（日）} \times \text{1回の手指消毒に要する手指消毒薬の量（L）} \times \text{10％の使用誤差許容量（L）}$$

図1　1カ月あたりのアルコール手指消毒薬必要量（L）

$$\text{手指消毒遵守率（％）} = \frac{\text{1カ月あたりに使用した手指消毒薬量（L）}}{\text{1カ月あたりの手指消毒薬必要量（L）}}$$

図2　手指消毒遵守率（％）の計算式

前出の手指衛生ガイドラインでは，手指衛生が必要とされるタイミングにおいて，すべてのタイミングで手指衛生を100％遵守することはICUであっても現実的ではないとしています。また，いくつかの研究をもとに長期にわたる調査を行い，手指衛生の遵守率は60％が上限であると示しています。手指衛生の遵守率については，最初は20％程度をベースラインとしますが，遵守率を段階的に向上させる計画を実施することによって，40％までは上昇させることができると見なすことも現実的としています。
　以下，手指衛生の遵守率をそれぞれ，100％，20％，40％として必要な手指消毒薬量の計算例を示します。手指衛生遵守率を変更する場合，1時間あたりの手指衛生回数は100％を基本として，それぞれの遵守率をかけることが必要になります。これ以外の式の部分は変わりません。

3 ● 遵守率を100％と仮定した場合の計算例

　ある集中治療病棟で25人の医療従事者が勤務しているとします。勤務時間中，約15人（25人×60％）の医療従事者が患者に直接携わっているとします。1時間あたりの医療労従事者の必要な手指衛生の回数は22回です。1日あたりの看護（診療）時間は5時間です。1カ月あたり22日間勤務したとします。また，1回使用量が0.002Lの手指消毒薬を用いたとします。
　よって，
　　15（人）× 22（回）× 5（時間）× 22（日）× 0.002（L）＝ 72.6（L）
　これに，10％の使用誤差許容量を加えて，
　　72.6 ＋ 7.26 ＝ 79.9（L）
が1カ月あたりの手指消毒薬必要量になります。
　前述のように，手指遵守率が100％を達成することはほとんどありませんので，ある集中治療病棟における現実的な手指消毒薬必要量は次のように計算します。
　20％の遵守レベルでは，
　　15（人）× 22（回）× 20/100 × 5（時間）× 22（日）× 0.002（L）＝ 14.5（L）
　　14.5 ＋ 1.45 ＝ 16（L）
が1カ月あたりの手指消毒薬必要量です。
　同様に，40％の遵守レベルでは
　　15（人）× 22（回）× 40/100 × 5（時間）× 22（日）× 0.002（L）＝ 29.0（L）
　　29.0 ＋ 2.9 ＝ 31.9（L）
が1カ月あたりの手指消毒薬必要量です。

　これらの基本的なデータを収集して計算することにより，消毒薬必要量と自施設の消毒薬使用量を調査することで手指消毒薬遵守率を計算することができます（図2）[5]。
　また，手指消毒薬使用量の目安として同ガイドラインでは，20L/1,000 patient-daysをセルフアセスメントフレームワーク中にあげています。20L/1,000 patient-daysとは，入院患者数が1,000人の施設では1日に20L，500人の施設では2日で20Lの手指消毒薬使用量になることです。入院患者数が1,000人の施設で1回2mLの手指消毒薬を使用していれば，20（L）÷ 2（mL）＝ 10,000回が1日に必要な手指衛生回数になり，10,000（回）÷ 1,000（人）＝ 10回が患者1人に

必要な1日あたりの手指衛生回数になります。1人の患者に10回の手指衛生回数です。入院患者500床の施設でも同様の結果になります。

この方法とは別の評価方法もあります(図3)。手指衛生指数とMRSA発生指数を計算します。この2つの指数を経年的に比較することで施設内の手指衛生に対する取り組みを評価することができます。

杏林大学医学部付属病院(以下,当院)では,この方法を用いて評価を行っていますが,調査を始めた2010年と2015年を比較すると手指衛生指数は2.4倍に増加,MRSA発生指数は3分の1に減少しています(図4)。

手指消毒薬の使用量を調査することは,何に影響を及ぼす指標となるのか施設内に客観的な数字として示すことで,モチベーションを上げて,さらに維持するための必要な調査と考えます。

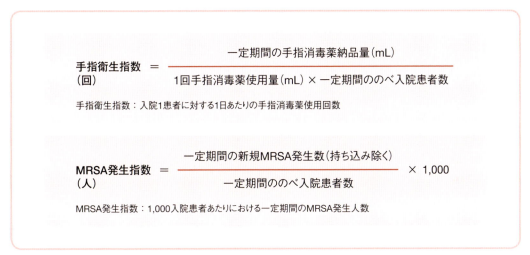

図3 手指衛生指数とMRSA発生指数の計算式

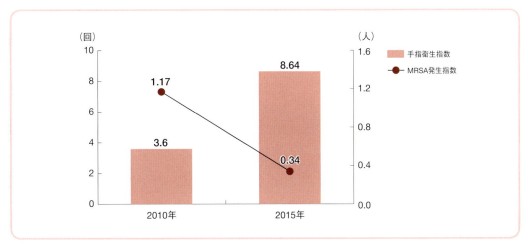

図4 2010年と2015年の手指衛生指数とMRSA発生指数の推移

❷ 高水準消毒薬の使用量調査

1 ● 内視鏡への高水準消毒薬使用について

　高水準消毒薬は，添付文書には内視鏡類，麻酔装置類，注射筒，体温計などが対象器具として記載されていますが，原則，軟性内視鏡を消毒するときにのみ使用するべき消毒薬です。軟性内視鏡と一口に言っても上部消化管，下部消化管や鼻腔，気管支，膀胱，子宮，経食道エコーなどさまざまな部位に使用される内視鏡があります。滅菌が望ましいことはいうまでもありませんが，精密な回路が組み込まれて耐熱性がない内視鏡では熱や圧といった物理的な滅菌法は適応できないので高水準消毒を行います。消化器内視鏡の洗浄・消毒マルチソサエティガイドライン[6]に記載されている高水準消毒薬は，グルタルアルデヒド（GA），オルトフタルアルデヒド（OPA），過酢酸です。これら高水準消毒薬の誤った使用方法は消毒効果が得られないばかりか，消毒を行う医療従事者が化学物質過敏症となり就労が困難となる場合や，医療施設と労災認定で裁判になるケースが明るみに出るなど，医療従事者の健康被害が報告されました[7]。また不十分な処理が原因となり，患者に対しても消毒薬との関連性が否定できない有害事象を引き起こす報告もありました[8]。このような報告を受け2005年2月には厚労省から通知[9]があり，加えて，内視鏡自体に破損がないかなどの点検を怠ると思わぬ医原性の事故を招くこともよく知られている事実です[10]。

　コストの面でも高価な消毒薬であるにもかかわらず，不適正に使用されると予想を超える出費となっていることがあります。高水準消毒薬を適正に使用することは，抗菌薬の適正使用にも引けを取らないさまざまな効果をもたらします。抗菌薬に比べて軽視されがちですが，高水準消毒薬にも適正使用が重要なので継続して啓発するために使用量を調査することが大切です。

2 ● 病棟での高水準消毒薬使用について

　高水準消毒薬は，病棟では軟性内視鏡以外のさまざまな機材を消毒することなどに用いられます。当院でも以前は，病棟内で鑷子（せっし），鉗子（かんし），膿盆（のうぼん），ガーグルベースンなどといった，なかには高水準消毒が不要な機材に対しても高水準消毒薬を用いていました。こういった一次洗浄／消毒は，中央医材滅菌室がなかった当時の当院では高水準消毒薬の適正使用について，根本的な改善にはつながりませんでしたが，例えば1カ月や1年間にどの程度の使用量（本数）になるのか「見える化」することは重要でした。

　また，当時のような状況では，Spauldingの分類[11]に準じた消毒および滅菌の適正な適応を周知することも必要でした。この頃の高水準消毒薬の使用量は現在の10倍を超える本数に至っており，これにかかる高水準消毒薬の購入金額はやはり相当な金額になっており（図5），感染対策防止委員会での使用量の報告を毎月行っていました。報告をするなかで，まだ消毒効果が期待できるにもかかわらずテストストリップを用いずに廃棄していたといったこと，使用時にゴーグルやマスク，ガウンといったPPEを着用せずに使用していたこと，先出の通知[9]に沿って，院内でGAを使用している部署でのGAの空気中濃度測定を行うに至ったことなどが，今後の現場での一次洗浄／消毒を考え直すきっかけとなり，継続して適正使用とそうすることによるコスト削減の効果を院内全部署に周知し改善策を考えながら実行に移しました。このような経緯を経て

2005年6月の新病棟建設時に新中央器材滅菌室の設置が決まり，それ以降は高水準消毒薬の使用量は激減し，不適正な使用がされることはほとんどなくなりました。

同様に，病棟でウォッシャーディスインフェクター導入に伴い一次洗浄／消毒の廃止に至り，内視鏡の消毒については，医療従事者の安全を考慮しGAをOPAに切り替えたことによる経済効果を詳細に検討した報告があります[12]。この報告ではGAからOPAへの切り替えで消毒薬のコストは増加したものの，消毒に要する時間の短縮が可能となり，内視鏡検査件数の増加が消毒薬のコストを上回り，健康管理や衛生管理の面でも有益だったとされています。

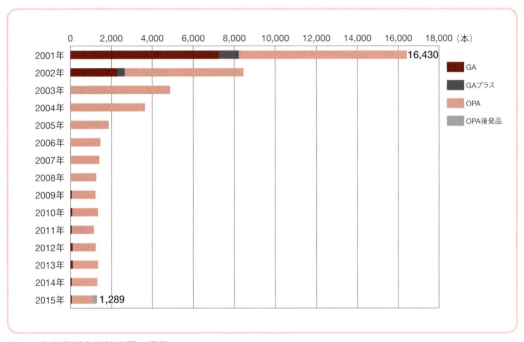

図5　高水準消毒薬使用量の推移

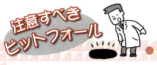

● **高水準消毒薬だけの使用量調査では不十分**

　本文でも触れましたが，高水準消毒薬の適正使用には，消毒薬の使用量だけでなく，ゴーグルやマスク，ガウンといったPPE，また，タンパク分解酵素洗浄剤，テストストリップといった材料の使用量調査も適正使用には必要です。安全な防御で有効な濃度の消毒薬を用いているか調査することも適正使用につながります。

ココが知りたい Q&A

Q 医療材料の一次洗浄／消毒を廃止する理由にはどのようなものがあげられますか？

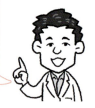

A 鋼製小物の洗浄ガイドライン2004では，以下の6点をあげています[13]。

1) 現場における一次洗浄／消毒は汚染の拡散や職業感染につながる危険性が高い。
2) グルタルアルデヒドなどの消毒薬に浸漬することは，鋼製小物に付着した有機物を固定して洗浄除去しにくくする。
3) 中央での専門的職員による洗浄は，汚染拡散と職業感染との危険性を低減する。
4) 中央での専門的職員による洗浄は，鋼製小物の良好な品質管理が行える。
5) 全自動型ウォッシャーディスインフェクターを使用することで，さらに，汚染防止および品質管理の効果を高め，マンパワーの有効活用につなげることができる。
6) 業務整理と効率化による経済効果をもたらす。

　高水準消毒薬の使用量調査は，払い出した本数の調査ですので手間のかかる計算は不要です。それでも高水準消毒薬の適正使用と一次洗浄／消毒の廃止は病院全体の構造を見直す大きなきっかけになります。構造を見直すことができないのであれば，なおさら，適正使用で高水準消毒の有効性と安全性を周知する必要があります。「どうせ変えられない」と諦めずに調査してみてはいかがでしょうか。

❸ 中水準と低水準の消毒薬使用量調査

　中水準消毒薬や低水準消毒薬が適正に使用されているか，やはり使用量調査がきっかけになる場合があります。もしも低水準消毒薬の原液を払い出している病棟（診療科）があるとすれば，現場に行き，適正な用法用量で使用されているか確認することが必要です。また，毎月の消毒薬使用量を調査して，月ごとの請求本数にばらつきがある場合は，最低限必要な本数を設定することで定数化することも可能です。病棟で最低限の在庫本数を決めれば，開封後の使用期限を設定して無駄なく使用することにもつながり経済的です。また，現場に行った際，病棟を見渡せば，中水準消毒薬を用いるべき状況に低水準消毒薬を用いている場面に遭遇するかもしれません。加えて，「毎月こんなに何に使うのだろうか？」と不思議に思っていたある日，大量の消毒薬が返

品されてきたという経験をしたことはないでしょうか。

表1に中水準，低水準消毒薬の使用状況を確認するポイントをまとめました。

表1 中水準・低水準消毒薬の使用状況を確認するポイント

	消毒薬	確認ポイント
中水準	アルコール	●粘膜や損傷皮膚に用いていないか ●含浸綿として使用していないか
	次亜塩素酸ナトリウム	●用途ごとに適正濃度に希釈されているか ●噴霧していないか
	ポビドンヨード	●塗布後ハイポですぐに脱色していないか ●腹腔や体腔に用いていないか ●器具に用いていないか
低水準	クロルヘキシジングルコン酸塩液	●粘膜の消毒に用いていないか ●生理食塩水で希釈していないか ●アルコール溶液と混同していないか
	ベンザルコニウム塩化物液	●用途ごとに適正濃度に希釈されているか ●含浸綿として使用していないか
	アルキルジアミノエチルグリシン塩酸塩液	●結核菌に用いる場合は0.2〜0.5%の高濃度で長時間の使用をしているか

〔日本病院薬剤師会：消毒剤による医療事故防止対策について．平成11年4月30日（http://www.jshp.or.jp/banner/oldpdf/9904.pdf），
日本病院薬剤師会・監：薬剤師のための感染制御マニュアル第3版．薬事日報社，pp122-130, 2011 をもとに作成〕

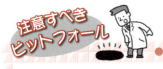

● 中水準消毒薬と低水準消毒薬の使い分け

低水準消毒薬を用いる状況で中水準消毒薬を用いても消毒効果は得られますが，その逆では消毒効果が得られません。例えば，バイアルやボトルのゴム栓の清拭にはアルコール単包製品が用いられますが，形状が似たクロルヘキシジン単包製品を用いると十分な消毒効果が得られません。用途に応じた使い分けを啓発する必要があります。

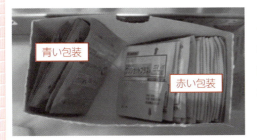

〈ある病棟での点滴調整台の状況〉
中水準と低水準の消毒薬が混在していた。
青い包装：クロルヘキシジン
赤い包装：アルコール

❹ まとめ

　抗菌薬に比べると，重要性の認識が薄れがちな消毒薬ですが，適正に使うことで感染をコントロールすることができ，無駄な出費を抑えることができる点も忘れてはいけません．この十数年で消毒薬をとりまく環境は大きく変化しました．以前は常識と思っていた創傷の消毒は影を潜め，消毒薬に変わり熱水消毒やシングルユースで消毒不要になった場合もあります．しかし，ということは現在まだ臨床で使用されている消毒薬は必然性のある消毒薬であり，今後も使用され続ける可能性が高いはずです．それならば適正使用を啓発し，その取り組みを評価する目的も踏まえて，これまでとこれからの消毒薬使用量を調査することは重要です．院内のいたるところで使用される消毒薬です．各職種がいま一度，消毒薬の使用法を見直して感染の予防と伝播の遮断が確実に行えているか，適正使用を評価する手段となるのが消毒薬使用量の調査といえるでしょう．

参考文献

1) WHO：WHO Guidelines on Hand Hygiene in Health Care（http://whqlibdoc.who.int/publications/2009/9789241597906_eng.pdf）
2) Pittet D, et al：Effectiveness of a hospital-wide programme to improve compliance with hand hygiene. Infection Control Programme. Lancet, 356：1307-1312, 2000
3) 浜田幸宏，他：手指消毒薬倍量キャンペーン実施内容とその効果．環境感染誌，31（1）：32-35，2016
4) WHO：Tools for system change. Alcohol-based Handrub Planning and Costing Tool（http://www.who.int/gpsc/5may/tools/system_change/en/）
5) 加藤豊範，他：手指衛生遵守率向上のための組織的な取り組みとその評価．環境感染誌，30（4）：274-280，2015
6) 消化器内視鏡の感染制御に関するマルチソサエティ実践ガイド作成委員会：消化器内視鏡の感染制御に関するマルチソサエティ実践ガイド 改訂版，2013年7月10日（http://www.jgets.jp/CD_MSguide20130710.pdf）
7) 藤田浩，他：医療従事者における内視鏡消毒薬DISOPA（フタラール）による健康障害．日本内科学会雑誌，94：262，2005
8) 熊谷信二，他：オルトフタルアルデヒド暴露により皮膚・呼吸器症状を発症した2症例．産業医学ジャーナル，29（5）：23-26，2006
9) 厚生労働省労働基準局長通知：医療機関におけるグルタルアルデヒドによる労働者の健康被害防止対策の趣旨．基発第0224008号，2005年2月24日
10) Shimono N, et al：An outbreak of Pseudomonas aeruginosa infections following thoracic surgeries occurring via the contamination of bronchoscopes and an automatic endoscope reprocessor. J Infect Chemother. 14（6）：418-423, 2008
11) Spaulding EH：Chemical disinfection of medical and surgical materials. In: Lawrence C, Block SS, eds. Disinfection, sterilization, and preservation. Lea & Febiger, 517-531, 1968
12) 白石正，他：一次消毒の廃止と内視鏡消毒薬の変更に伴う経済効果．医療薬学，30（3）：198-202，2004
13) 日本医科器械学会：鋼製小物の洗浄ガイドライン2004（http://www.jsmi.gr.jp/wp-content/uploads/2015/07/2004.pdf）
14) 日本病院薬剤師会：消毒剤による医療事故防止対策について．平成11年4月30日（http://www.jshp.or.jp/banner/oldpdf/9904.pdf）
15) 日本病院薬剤師会・監：薬剤師のための感染制御マニュアル第3版．薬事日報社，pp122-130, 2011

9 消毒薬使用量調査

□ Memo

10 院内における使用量調査の利用

浜田 幸宏

POINT
- Antimicrobial stewardship の実践に抗菌薬使用量調査が含まれます
- 病院全体で捉える感染対策の組織作りが重要です
- 使用量調査をうまく活用することで，MRSA やクロストリジウム・ディフィシル，耐性グラム陰性菌感染症などの減少につながります

❶ 抗菌薬および消毒薬使用量調査

　Antimicrobial stewardship (AMS) を実践するための項目の1つとして，抗菌薬の使用量調査があります。この調査を活用するにあたり，抗菌薬の使用量を数量化したものが defined daily dose (DDD)，days of therapy (DOT)，length of therapy (LOT) になり，それぞれ長所・短所があります。他方では医療関連感染対策において最も基本的かつ重要な対策は手指衛生になります。2002年に米国疾病管理センター (Centers for Disease Control and Prevention；CDC) が公表した「医療現場における手指衛生のためのガイドライン」[1]では，手指が目に見えて汚れていない場合，速乾性手指消毒薬が手指衛生の基本とされています。他項にて抗菌薬や消毒薬の使用量の実際について述べられておりその詳細は割愛しますが，AMS の実践は調査するだけでなく，その値を自施設データとして活用し，積極的な介入とフィードバックをするようにIDSA (The Infectious Diseases Society of America) ガイドラインでも推奨されています[2]。

❷ 調査利用のための組織作り

　抗菌薬，消毒薬の使用量調査したものを上手に活用するには，院内の組織作りが重要です。院内感染対策の組織のなかで，最も重要な役割を担うのが感染制御チーム (infection control team；ICT) です。この ICT が感染対策委員会の傘下で稼働する組織図もありますが，米国において1963年に感染管理看護師 (infection control nurse) が任命された報告[3]では，実践チームが病院長あるいはこれに代わる管理者から権限を委譲されて導線として活動する形式が実践的効果をあげやすい組織図です。ICT の業務は組織横断的なものであり，現場の医師，看護師，薬剤師，検査技師などへの介入も重要な業務であるため，円滑に遂行する能力が要求されます。現場の意見をよく聞き，その時点で最良の対策を実施し，理解しやすいように説明し，納得・説得できることが必要になります[4]。また，現場で感染対策を継続的に遂行するための意欲を持たせることも重要です。意欲向上の方策は後述しますが，昨今，企業のリスクマネージメントとして取り沙汰されている Plan (計画)，Do (実行)，Check (確認)，Action (行動) の4つで構成し

10 院内における使用量調査の利用

ている PDCA サイクルに準拠した素早い適切な対応が，感染管理では必要となることも少なくありません．

❸ 調査結果の活用

実際に愛知医科大学病院（以下，当院）において各抗菌薬の使用量に関しては，感染対策委員会等でも周知しながら休日も含め ICT および感染症科が感染症ラウンドを行っており，使用実態を把握しているため de-escalation が可能な症例では早期から介入しています[5]．カルバペネム系薬の使用量は，経時的な推移を見ながら積極的に変更依頼をするなど，抗菌薬選択圧の実施した結果，カルバペネム系薬の使用量低下にもつながりました（図1のA）．MRSA を含む耐性菌検出率の低下には，ICT の介入が多面的に検討し，それらを可視化（図1のB）するなど工夫しながらわかりやすく現場にフィードバックすることが病院全体の耐性菌検出抑制につながると考えられます．

❹ 抗菌薬の使用量調査利用と介入の実際

わが国では，以前より医療分野（畜水産分野も含む）における薬剤耐性に関する対策を推進しており，ヒト用抗菌薬使用量についても経済協力開発機構（OECD）の平均を下回る程度で推移しています[6]．そのなかでは，医療施設の類型（特定機能病院，地域医療支援病院，公的医療機関，私立病院）で異なりますが，多剤耐性緑膿菌の発生率に関与する危険因子の検討もされてお

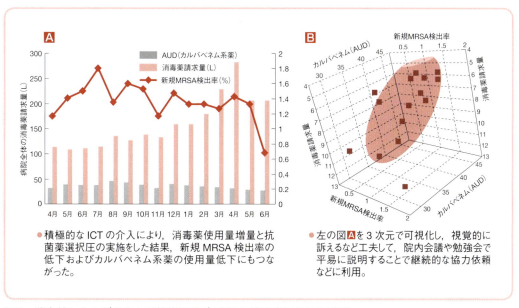

- 積極的な ICT の介入により，消毒薬使用量増量と抗菌薬選択圧の実施をした結果，新規 MRSA 検出率の低下およびカルバペネム系薬の使用量低下にもつながった．

- 左の図Aを3次元で可視化し，視覚的に訴えるなど工夫して，院内会議や勉強会で平易に説明することで継続的な協力依頼などに利用．

図1　消毒薬とカルバペネム系薬使用量が MRSA 検出率に与える影響

〔浜田幸宏，他：主成分分析を用いた MRSA 検出率の要因探索．日本環境感染学会誌，30（4）：262-267, 2015〕

り，ピペラシリン/タゾバクタムやキノロン系薬の使用量が発生率のリスク因子としてあげられています（表1）。他項でも述べられていますが，本研究をもとに村木ら[6]は国内抗菌薬使用量のサーベイランスシステムを構築しており，自施設のみならず他施設との比較もできるため客観的な評価が可能となりました。

その他の介入事例としてモキシフロキサシンの使用量の低下によりクロストリジウム・ディフィシル感染症の減少した事例（図2）や，わが国からも抗緑膿菌活性を有する抗菌薬の使用制限により緑膿菌耐性率の減少した事例（図3），MRSA検出率の減少には，抗菌薬と消毒薬使用量の包括的な管理が重要であることなどが報告[7]されています。また近年，話題のカルバペネム耐性（中等度耐性）腸内細菌科細菌（CREとCIRE）の検出率とカルバペネム系薬の使用量に相関があることなども報告があります（図4）。

表1 緑膿菌耐性の発生率に関与する危険因子

	P. aeruginosa 耐性の発生率 (10^6 patient-days)			
	IPM (n=168)	MEPM (n=162)	CPFX (n=172)	AMK (n=180)
潜在的交絡因子				
抗菌薬使用量				
PIPC	-	-	-	-
PIPC/TAZ	-	113.9 (37.2)	41.0 (26.1)	81.3 (33.1)
CAZ	-	-	-	-
第4世代セフェム系薬	-	-	-	-
モノバクタム系薬	-	-	-	-
カルバペネム系薬	-	-	-	-
アミノグリコシド系薬	-	-	-	-
キノロン系薬	-	263.2 (76.5)	85.9 (26.1)	239.8 (68.0)
総使用量	15.1 (4.8)	-	-	-
病院特性				
使用届出/許可制	-	-	-	-
特定機能病院	248.3 (39.7)	193.3 (32.3)	49.6 (11.5)	171.7 (26.3)
地域医療支援病院	-	-	-	-
公的医療機関	-	-	-	-
私立病院	-	-	-	-
Adjusted R^2	0.23	0.3	0.22	0.35

PIPC：ピペラシリン，PIPC/TAZ：タゾバクタム/ピペラシリン，CAZ：セフタジジム，IPM：イミペネム，MEPM：メロペネム，CPFX：シプロフロキサシン，AMK：アミカシン

〔Muraki Y, et al：Nationwide surveillance of antimicrobial consumption and resistance to Pseudomonas aeruginosa isolates at 203 Japanese hospitals in 2010. Infection, 41 (2)：415-423, 2013 より引用〕

10 院内における使用量調査の利用

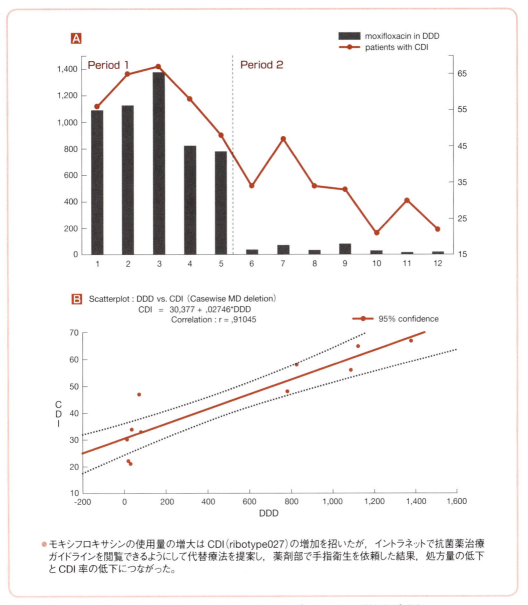

- モキシフロキサシンの使用量の増大は CDI（ribotype027）の増加を招いたが，イントラネットで抗菌薬治療ガイドラインを閲覧できるようにして代替療法を提案し，薬剤部で手指衛生を依頼した結果，処方量の低下と CDI 率の低下につながった。

図2　モキシフロキサシン使用制限でクロストリジウム・ディフィシル感染症が減少
〔Wenisch JM, et al : Decreasing Clostridium difficile infections by an antimicrobial stewardship program that reduces moxifloxacin use. Antimicrob Agents Chemother. 58（9）: 5079-5083, 2014 より引用〕

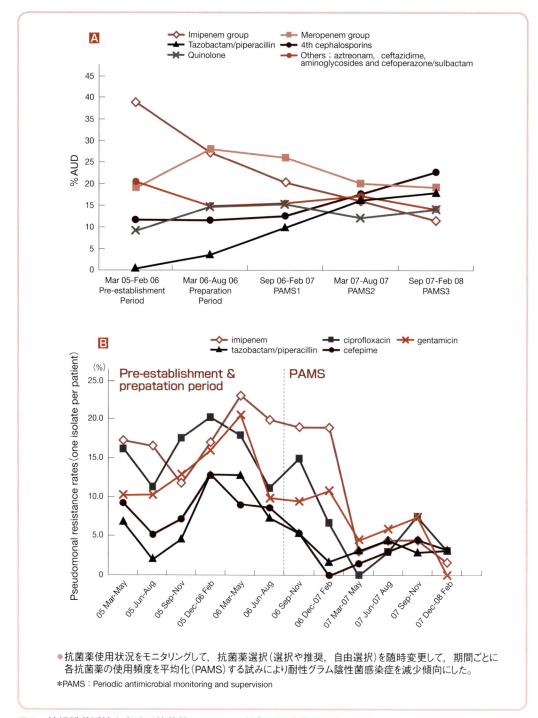

図3 抗緑膿菌活性を有する抗菌薬のAUDの割合と緑膿菌耐性率の動向

〔Takesue Y, et al：Impact of a hospital-wide programme of heterogeneous antibiotic use on the development of antibiotic-resistant Gram-negative bacteria. J Hosp Infect, 75（1）：28-32，2010 より引用〕

10 院内における使用量調査の利用

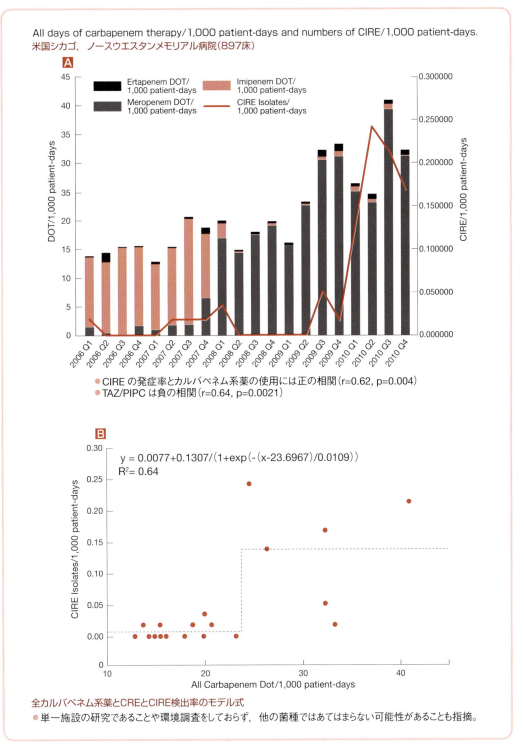

図4 腸内細菌科に対する抗菌薬の使用とカルバペネム（中間）耐性の関係

〔McLaughlin M, et al : Correlations of antibiotic use and carbapenem resistance in enterobacteriaceae. Antimicrob Agents Chemother, 57 (10) : 5131-5133, 2013 より改変〕

ココが知りたい Q&A

Q 消毒薬の使用量の目安はあるのでしょうか？

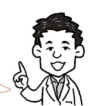
A 1,000患者あたり20L (20L/1,000 patient-days) が1つの目安になります。

　消毒量使用の目安はWHOが公表しているフレームワークのなかに1,000患者あたり20L (20L/1,000 patient-days)[8]と明記されています（図5）。Pittetら[9]は，4年間かけて4.1から15.4 (L/1,000 patient-days) を達成し，感染率や感染コストの低下を報告しています。一方で同文献では，継続的に3年後に30.6 (L/1,000 patient-days) まで消毒薬使用量を増加させましたが，感染率に大きな変化はなかったとも報告しています。むやみやたらに使用量増大を掲げるのでなく耐性菌の増減など多面的な評価をしながら，各施設に合った目標値を設定するとよいでしょう。

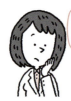
Q 消毒薬の使用量を増やすためにどのような取り組みをすればよいでしょうか？

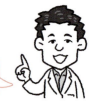
A 手段の1つとして各施設でキャンペーンを実施すると効果的です。

　病院全体として消毒薬の使用量の増大には各個人の継続的なモチベーションの向上が欠かせません。当院では，図6に示す経過でアルコール使用量増加キャンペーンを企画しました。アルコール使用量の目標値として15 (L/1,000 patient-days) に設定しましたが，前述し

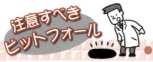
抗菌薬や消毒薬と耐性率に関する解析方法

　本領域における実証方法は，時系列解析が一般的です。抗菌薬使用とMRSAなどの耐性菌検出はリスクがある期間が長ければ長くなるほど増加すると考えられるため，「time at risk」が交絡因子になります。そのため，segmented regression analysis, interrupted time-series analysis, a two-variable logistic regression model adjusted for time at risk, ARIMAモデルなどの手法を採用することが常識化されつつあります。論文投稿の際など，前述の解析方法以外の方法（手法）を用いた場合は，その解析方法を正当化する説明や解説が必要になります。

10 院内における使用量調査の利用

たWHOが推奨している20(L/1,000 patient-days)を目標にすると,ハードルが上がり,職員が諦めてしまうという懸念があり,MRSA検出率とともにICT会議などで消毒量の増加に伴い,検出率の低下につながるデータを視覚化し,モチベーションの向上に利用しました(図7)。

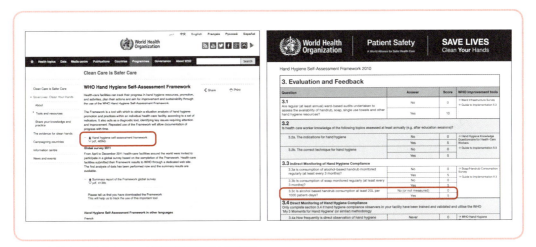

図5 WHOが公表している消毒薬使用量の基準

(http://www.who.int/gpsc/5may/hhsa_framework/en/,http://www.who.int/gpsc/country_work/hhsa_framework_October_2010.pdf?ua=1 より引用)

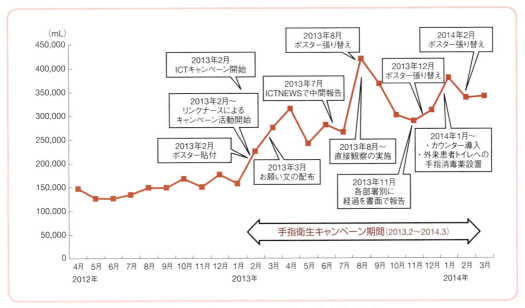

図6 キャンペーン活動の経過と手指消毒用アルコール製剤の請求量の推移

〔浜田幸宏,他:手指消毒薬倍量キャンペーン実施内容とその効果.日本環境感染学会誌,31(1),32-35,2016 より引用〕

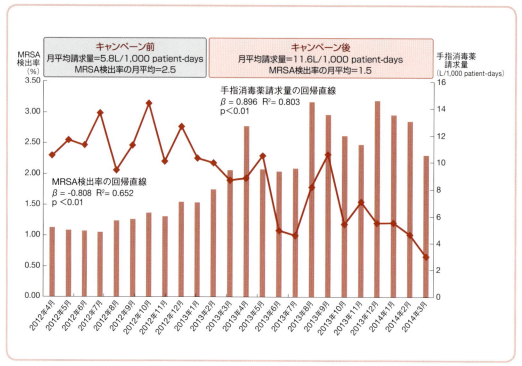

図7 病院全体の手指消毒用アルコール製剤請求量（L/1,000 patient-days）と MRSA 検出率（MRSA 検出数／のべ入院患者数× 1,000）の毎月の推移

〔浜田幸宏，他：手指消毒薬倍量キャンペーン実施内容とその効果．日本環境感染学会誌，31（1），32-35，2016 より引用〕

❺ まとめ

　データの利用については，まずは各施設においてMRSAなど耐性菌検出率，抗菌薬や消毒薬の使用量などのデータの把握を行い，それを活かすための組織が必要です。次に抗菌薬や消毒薬の使用量の把握だけでは意味がなく，その結果をどのように利用するかなど，臨床的な成果が求められることも少なくありません。一方で，耐性菌が検出されないことが理想であり，基礎データが日の目を見ないことも事実です。耐性菌の検出率が低いまた限りなくゼロに近い場合には成果として可視化することは難しいですが，予想もされない耐性菌が検出された際には，比較できる基礎データになります。繰り返しになりますが，目に見える成果までつなげるには，包括的にまとめられる組織作りと地道なデータ収集が必要であることはいうまでもありません。

📖 参考文献

1) Boyce JM, et al : Guideline for Hand Hygiene in Health-Care Settings. Recommendations of the Healthcare Infection Control Practices Advisory Committee and the HICPAC/SHEA/APIC/IDSA Hand Hygiene Task Force. Society for Healthcare Epidemiology of America/Association for Professionals in Infection Control/Infectious Diseases Society of America. MMWR Recomm Rep, 25 (51) : 1-45, 2002

2) Dellit TH, et al : Infectious Diseases Society of America and the Society for Healthcare Epidemiology of

America guidelines for developing an institutional program to enhance antimicrobial stewardship. Clin Infect Dis, 44（2）: 159-177, 2007

3) Wenzel K : The role of the infection control nurse. Nurs Clin North Am, 5（1）: 89-98, 1970
4) 浜田幸宏，他：医療関連感染対策の組織化．小児科臨床, 67（4）: 665-670，2014
5) 浜田幸宏，他：主成分分析を用いた MRSA 検出率の要因探索．日本環境感染学会誌，30（4）: 262-267，2015
6) Muraki Y, et al : Nationwide surveillance of antimicrobial consumption and resistance to Pseudomonas aeruginosa isolates at 203 Japanese hospitals in 2010. Infection, 41（2）: 415-423, 2013
7) 小西寿子，他：抗菌薬および手指消毒薬使用量と MRSA 分離率の検討．日本化学療法学会雑誌，61（2）: 162-170，2013
8) WHO : WHO Hand Hygiene Self-Assessment Framework（http://www.who.int/gpsc/5may/hhsa_framework/en/）
9) Pittet D, et al : Cost implications of successful hand hygiene promotion. Infect Control Hosp Epidemiol, 25（3）: 264-266, 2004

11 地域連携における使用量調査の利用

室 高広，北原 隆志

> **POINT**
> - 地域包括ケアが進むなか，地域ごとで使用量調査を行うことが重要です
> - 地域連携を進める際に感染防止対策加算を通じた施設間連携が利用できます
> - 抗菌薬の使用状況に影響があると思われる要因もあわせて調査することが推奨されます
> - 地域ごとの特徴を考慮して使用量調査結果を捉えることが重要です

❶ 感染防止対策における地域連携

　感染症は原因微生物の伝播により広範囲に拡散します。拡散の範囲はヒトの移動範囲のみならず，感染媒介生物や食物等の移動範囲にも及びます。交通インフラが発達した近代社会において，広範囲の移動が容易となり感染症の拡散速度は非常に速くなっています。一方，地域包括ケアが推進されるなか，急性期病院から回復期病院あるいは在宅へと患者の移動が促進されると考えられます。このため，感染症の拡散および薬剤耐性の発生を防止するためには地域の医療機関が連携し情報共有と対策支援を実施することが重要です。

　このような背景から2012年から診療報酬として感染防止対策地域連携加算が認められ，2014年からは感染防止対策加算1の施設要件として，地域や全国のサーベイランスへの参加が必須要件となりました（表1）。

表1　感染防止対策加算

感染防止対策加算1	400点（入院初日）
感染防止対策加算2	100点（入院初日）
感染防止対策地域連携加算	100点（入院初日） 感染防止対策加算1を算定する医療機関同士が年1回以上，互いの医療機関に赴いて相互に感染防止に関する評価を行った場合の加算
「感染防止対策加算」実施上の留意点について	平成26年度診療報酬改定時に下線部追記 感染防止対策チームは微生物学的検査を適宜利用し，抗菌薬の適正使用を推進する。バンコマイシン等の抗MRSA薬及び広域抗菌薬等の使用に際して届出制又は許可制等をとり，投与量，投与期間の把握を行い，臨床上問題となると判断した場合には，投与方法の適正化をはかる。
感染防止対策加算1の施設基準	平成26年度診療報酬改定時に変更（取り消し線部削除） 院内感染対策サーベイランス（JANIS）等，地域や全国のサーベイランスに参加していることが望ましい。

平成26年から感染防止対策加算1の施設基準で「望ましい」の文言が削除された。

11 地域連携における使用量調査の利用

ココが知りたい Q&A

Q 感染防止対策加算の要件ではどのような地域連携が求められていますか？

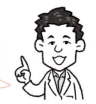

A 抗菌薬の使用状況等の情報の共有，参加しているサーベイランス事業からのデータの共有および意見交換などを行い，最新の知見を共有することが求められています

　感染防止対策加算1と2の届出を行っている保険医療機関同士のカンファレンスの内容として，薬剤耐性菌等の検出状況，感染症患者の発生状況，院内感染対策の実施状況（アルコール製剤の使用量，感染経路別予防策の実施状況など），抗菌薬の使用状況などの情報の共有，参加しているサーベイランス事業からのデータの共有および意見交換などを行い，最新の知見を共有することが適当であるとされています。

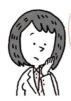

Q どのようなサーベイランス事業への参加が必要なのでしょうか？

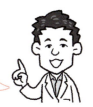

A 原則として厚生労働省院内感染対策サーベイランス事業（JANIS）への参加です。市区町村以上の規模でのサーベイランス事業も認められる可能性がありますが，JANISの検査部門と同等のサーベイランスであることがわかる資料を添えて内議する必要があります

　少なくともJANISの検査部門に参加していることが必要です。JANIS以外の事業だと，その事業がJANISと同等であることがわかる資料の提出が必要です。

用語解説 ● 厚生労働省院内感染対策サーベイランス事業（JANIS）

　参加医療機関における院内感染の発生状況や，薬剤耐性菌の分離状況および薬剤耐性菌による感染症の発生状況を調査し，わが国の院内感染の概況を把握し医療現場への院内感染対策に有用な情報の還元などを行うことを目的とした事業です（第6章52ページ～参照）。

❷ 地域における抗菌薬使用量調査の重要性

　近年深刻化する薬剤耐性菌問題に対して，わが国においても薬剤耐性菌に対する包括的な取り組みの必要性が認識され，antimicrobial stewardship（第7章68ページ〜参照）の積極的実行による抗菌薬の適正使用を推進することで，耐性菌の出現を抑えることが期待されています．抗菌薬使用の適正性を判断するために，抗菌薬使用量を含む抗菌薬使用状況調査を行うことが有用です．

　すべての医療機関や医療者は薬剤耐性菌問題を自らの問題と認識し，地域連携ネットワークに積極的に参加して地域全体で薬剤耐性菌対策に取り組むことが大切です．このためには地域における抗菌薬使用に関する情報共有が欠かせません．

　しかし，診療報酬上原則参加となっているJANISでは，残念ながら現在のところ抗菌薬の使用量調査は行っていません．このため，地域で抗菌薬使用情報を共有するためには何らかの情報共有方法を構築する必要があります．

❸ 情報共有の実践

1● 情報共有の始め方

　地域内で抗菌薬の使用量について情報共有し，有効活用するためには情報共有する場が存在する必要があります．感染防止対策加算1あるいは2を算定している施設では，すでに施設間で感染対策に関するさまざまな情報共有が行われているので，もし抗菌薬使用量について情報共有がまだ行われていないのならば，この連携を利用して始めるとよいでしょう．

　感染防止対策加算を通じたネットワークが構築され，情報共有がスムーズに行われるようになったら，その後は感染防止対策加算1を取得している施設同士の連携を進め，ネットワークの範囲を拡充していくとよいでしょう．その際には地域の中核となるような病院，例えば大学病院のような施設が中心的な役割を担うことが求められます（図1）．

　次に，感染防止対策加算を取得していない施設に対してネットワークへの参加を推進していきましょう．算定での関係が構築されていない施設，特に感染防止対策加算2を取得していない施設に対しては，感染対策防止加算1を取得している立場の施設から積極的に情報共有コミュニティーへの参加を促すことが望まれます．

　このような施設の多くは小規模施設であるため，これら施設との連携を進めていくうえでは，いくつかの問題があります．まず，施設のマンパワーの問題です．情報は双方向発信で共有できることが望まれますが，マンパワーなどの問題から使用量などの情報提供が難しい施設もあるでしょう．このため，ネットワークへの参加条件として使用量情報の提供を必須としてしまうとネットワークへの参加が抑制され，ネットワークの構築や拡充の妨げとなってしまいます．現代社会での感染対策では地域のネットワークを構築し，地域連携で感染症の拡散および薬剤耐性の発生を制御することが何より重要です．ネットワークへの参加条件を設けない，もしくは施設での活動内容などのマンパワーを要しない内容の情報提供のみでよいとするなどネットワークへの参加を抑制しないようなルール作りの検討が重要です．そのほか，ネットワークそのものの情報

11 地域連携における使用量調査の利用

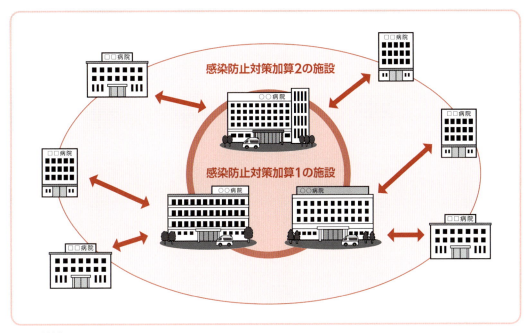

図1 地域ネットワーク

の周知伝達不足という問題もあります。ネットワークの存在，活動内容，加入方法など，感染対策防止加算の枠組み外で周知することが重要です。例えば，地域の病院薬剤師会や薬剤師会の連絡網の利用や，感染制御に関する研修会での周知などが有効です。

　感染防止対策加算1と2の関係を超えた大きなネットワークの構築について，耐性菌検出情報の共有や各施設の感染防止対策の共有といった感染制御全体に関する大きな情報共有ネットワークが構築されていないような場合には，感染制御専門薬剤師などがリーダーシップを発揮して，まずは抗菌薬適正使用の情報共有から連携を始めていくということも可能です。このようなアプローチを起こすことは，将来的な感染制御活動全体の情報共有ネットワーク構築の基盤づくりとしてたいへん重要です。すでにある感染防止対策加算を通じたネットワーク内で抗菌薬使用状況の共有を開始するという方向だけでなく，抗菌薬使用状況の共有など加算とは関係ない連携を核として，抗菌薬使用状況以外の感染制御分野の情報も共有を行うネットワークまで拡大していくということも可能ですので，積極的に検討しましょう（図2）。

　そのようなネットワーク構築の一例として筆者らが所属する「九州山口感染制御専門・認定薬剤師連絡会議」を紹介します。この会は，すでに存在した感染防止対策加算のつながりによるネットワークでも，都道府県病院薬剤師会など既存の組織内でもない，地域の感染制御専門・認定薬剤師のつながりに端を発して情報共有ネットワークを構築し，拡充していきました。感染制御専門・認定薬剤師の有資格者でメーリングリストによる情報ネットワークを構築し，情報共有会議を各県で開催される感染制御研修会と同時開催することで周知を進めていきました。この連絡会議では，ネットワークが構築され，活動が軌道に乗ってから，抗菌薬の使用量の情報共有を始めています。

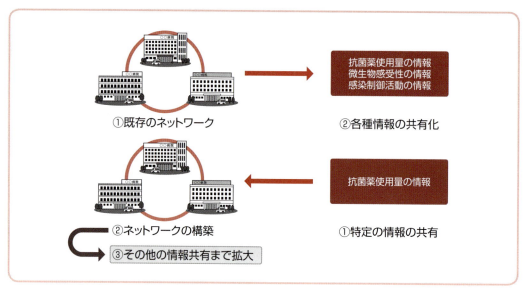

図2 情報共有ネットワークの成長における2つの方向

2 ● 情報の活用方法

　抗菌薬使用量の情報共有ができれば，まず単純に自施設の使用量が他施設の使用量に比べて多いのか少ないのか比較できるようになります．自分たちで構築したネットワーク内での情報共有なので，論文で公開されている全国規模のデータとの比較とは異なり，より具体的かつ詳細な情報の収集・提供が可能です．例えば図3に示すように個々の施設の実データを公開しつつ，どのデータがどの施設かといった施設特定情報は伏せ，それぞれの施設に自分の施設番号だけ知らせるという方法がよく利用されています．このような方法だと個々の施設の実データを知ることができるのでネットワーク内での自分の施設の位置づけが明確に把握することができます．

　これら共有された情報をもとに，なぜそういう結果になったのか，例えば自分の施設のカルバペネム系抗菌薬の使用量はほかの施設と比べて非常に多いのはなぜか，抗MRSA薬の使用がほかの施設よりも極端にバンコマイシンに偏っているのはなぜか——などを詳細に検討することができます．その結果，自施設の環境や運用に問題があることがわかったのであれば改善を検討します．改善策のヒントはネットワーク内の他施設の環境や運用の情報から得ることができます．いくつかの実例から自分の施設で取り入れやすいものを選び，それをカスタマイズして利用すると効率よく導入できます．

　多くの施設のデータが集まると，このような施設ごとの使用量の違いに，ある傾向が見えてくることがあります．例えば，抗菌薬使用届出制度での届出率が関係しているかもしれません．また，施設内での抗菌薬使用に係るルールの有無や内容が関係していることもあるでしょう．このように使用量の情報をほかの項目と関連づけて考えることで，使用量に影響する要因を推測でき，対策の検討が容易になります．このため，ネットワーク内で賛同が得られるならば，使用量調査に加えて抗菌薬使用に影響があると思われる要因もあわせて調査し，その結果を共有するとよいでしょう（表2, 3）．2016年4月に厚生労働省の国際的に脅威となる感染症対策関係閣僚会議に

11 地域連携における使用量調査の利用

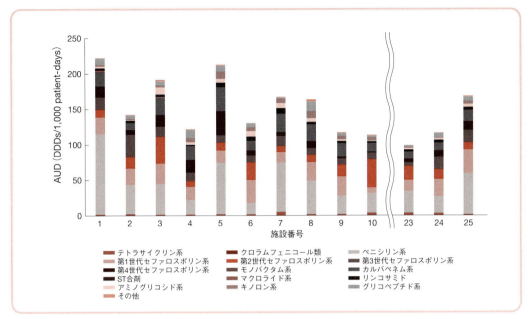

図3 情報公開の一例

表2 各種環境や対策の有無と全抗菌薬 AUD (DDDs/1,000 patient-days)

項目	YES 平均	SD	n	NO 平均	SD	n	p値 多重比較*1	重回帰分析*2
感染対策チームの設置	151.0	36.9	21	114.3	10.6	4	0.810	NS
感染対策チームへの薬剤師参加	149.4	36.8	22	113.4	12.8	3	0.128	NS
日本病院薬剤師会感染制御専門薬剤師の有無	154.6	32.7	11	137.6	38.8	14	0.134	NS
日本病院薬剤師会感染制御認定薬剤師の有無	149.7	43.5	6	143.7	35.3	19	0.828	NS
日本化学療法学会抗菌化学療法認定薬剤師の有無	149.7	39.2	7	143.3	36.5	18	0.701	NS
抗菌薬の長期投与症例への介入の有無	148.6	37.1	13	141.3	37.2	12	0.574	NS
TDM実施の有無	154.1	37.7	18	121.9	21.2	7	0.047	0.046
処方設計への薬剤師の関与	147.2	33.6	14	142.5	41.6	11	0.609	NS
院内抗菌薬使用ガイドラインの有無	145.0	34.8	21	145.6	51.5	4	0.858	NS
アンチバイオグラム作成の有無	149.0	41.1	17	136.8	24.9	8	0.669	NS
院内消毒ガイドラインの有無	146.7	36.1	19	140.1	41.0	6	0.475	NS
届け出制の実施(カルバペネム系抗菌薬)	146.5	37.8	16	142.6	36.4	9	0.760	NS
届け出制の実施(第3世代セフェム系抗菌薬)	0.0	0.0	0	145.1	36.6	25	—	—
届け出制の実施(第4世代セフェム系抗菌薬)	134.9	22.9	4	147.0	38.8	21	0.695	NS
許可制の実施(カルバペネム系抗菌薬)	98.7	—	1	147.0	36.0	24	0.080	NS
許可制の実施(第3世代セフェム系抗菌薬)	98.7	—	1	147.0	36.0	24	0.080	NS
許可制の実施(第4世代セフェム系抗菌薬)	98.7	—	1	147.0	36.0	24	0.080	NS

AUD: antimicrobial use density, 全抗菌薬 AUD: すべての抗菌薬の AUD の合計, SD: 標準偏差 n=25
解析対象29施設から AUD 値が不適切な4施設を除いた25施設での集計

* 1　Mann-Whitney U test
* 2　ステップワイズ法; NS: not significant

抗菌薬の使用量に影響を及ぼす施設環境の調査の一例。ここでは TDM 実施の有無が抗菌薬の使用量に有意な影響を及ぼしていることが示唆された。

(室高広, 他: 九州山口地区における基質拡張型βラクタマーゼ産生菌の検出状況と抗菌薬使用状況に関する合同調査. 日本環境感染学会誌, 29: 32-40, 2014 より引用)

表3 抗MRSA薬に対するTDM実施の有無と各抗菌薬のAUD (DDDs/1,000 patient-days)

抗菌薬	YES			NO			p値
	平均	SD	n	平均	SD	n	
ペニシリン系	46.0	28.0	18	32.4	18.3	7	0.226
第1世代セフェム系	24.4	8.0	18	17.8	7.5	7	0.090
第2世代セフェム系	17.7	9.6	18	17.2	10.9	7	0.717
第3世代セフェム系	15.2	6.1	18	12.8	7.6	7	0.183
第4世代セフェム系	10.0	8.6	18	6.7	5.8	7	0.333
モノバクタム系	0.0	0.0	18	0.0	0.0	7	0.159
カルバペネム系	17.2	7.5	18	16.3	7.9	7	1.000
マクロライド系	0.3	0.6	18	0.1	0.1	7	0.896
リンコマイシン系	4.3	2.0	18	4.3	2.6	7	0.333
アミノグリコシド系	3.9	2.3	18	2.6	2.1	7	0.116
キノロン系	4.4	2.8	18	4.0	2.2	7	0.904
グリコペプチド系	6.9	3.5	18	4.0	3.5	7	0.021
テトラサイクリン系	2.3	1.2	18	3.0	1.3	7	0.304
アンフェニコール類	0.0	0.0	18	0.0	0.0	7	1.000
スルファメトキサゾール・トリメトプリム	0.2	0.4	18	0.0	0.0	7	0.017
その他	1.1	0.8	18	0.9	0.4	7	0.545
合計	154.1	37.7	18	121.9	21.2	7	0.046

AUD：antimicrobial use density，その他：ホスホマイシン，スペクチノマイシン，リネゾリド
解析対象29施設からAUD値が不適切な4施設を除いた25施設での集計
Mann-Whitney U test

n＝25

さらに抗菌薬の種類で詳細に見てみると，抗MRSA薬に対するTDMを実施している施設ではグリコペプチド系の使用量が有意少ないことがわかった。

(室高広, 他：九州山口地区における基質拡張型βラクタマーゼ産生菌の検出状況と抗菌薬使用状況に関する合同調査.
日本環境感染学会誌, 29：32-40, 2014 より一部改変)

よって示された，薬剤耐性（AMR）対策アクションプランのなかにも，医療機関における抗微生物薬の使用量に関する動向調査は，抗微生物薬の使用量に関する指標を把握し，「院内感染対策サーベイランス事業（JANIS）」などの薬剤耐性動向調査データと連携することで，医療機関間での抗微生物薬の適正使用（AMS）の量的・質的な評価に用いることができるとされています。

多施設共同での付加調査を行う際には，参加施設に対して，その調査の目的を明確に伝えることが大切です。そして，問題点や興味深い現象に対して，解決や証明につながるような調査項目を上手に選定することが重要です。例えば，カルバペネム系抗菌薬の使用状況に地域差がある場合，多いところと少ないところでは感染対策上のルールに違いがあるのかなどを調査し，その調査結果を地域にフィードバックすることで地域全体での適切な抗菌薬投与の実現につなげること

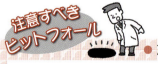

● 施設の特性を考慮する

調査結果のデータを解釈する際には，データ提供施設の規模や種類，診療科数などを考慮する必要があります。例えば血液内科がある場合や移植外科がある施設や特定機能病院など重症患者が多い施設では広域抗菌薬の投与量が多くなる傾向があります。

表4　フィードバックの違い

論文によるフィードバック	地域内でのフィードバック
・社会全体へのフィードバック ・学会発表や論文化による調査データ非提供施設へも情報提供可能 ・一般化された，あるいは一般化できる形での提供 ・平均値，中央値などに要約されたデータ	・地域内に特化したフィードバック ・グループへ，あるいは特定施設への個別の情報還元が可能 ・学会発表や論文よりも詳細なデータを提示可能 ・生データに近い形で提供できるため自施設と他施設の比較が直接的・現実的

表5　地域連携で行う抗菌薬使用量調査の留意点

- 情報共有で得られた内容から問題点を抽出する
- 目的に応じて適切な調査項目を設定する
- ネットワーク内に調査の目的と期待される効果を十分に周知する
- 調査担当者の負担について，分散させるなど十分考慮する
- 調査結果はネットワーク全体で有効活用する

が可能になります。そのためには地域ネットワーク内で行う調査では，その目的と結果が与える効果について，調査前に十分検討する必要があります。論文などから得ることができるものとは違う形のフィードバックができることが地域調査の特徴でありメリットです（表4）。

　先に述べたとおり，調査結果を比較した結果，抗菌薬使用に不適切な点があると判断された場合，自施設において対策を検討します。また，調査施設全般に認められる問題点が明らかになった場合，対策としてネットワークでの共通ルールをつくることも有益です。地域ぐるみで感染対策を行うことを念頭に置いて，ネットワーク共通ガイドラインの作成など積極的に検討していくことが地域における抗菌薬適正使用を推進するうえで非常に重要です。

　一方，このような，ルーチン外の調査は労力の増加を伴います。プロジェクト単位でネットワーク内にワーキンググループを組織し，情報提供や解析の担当者を作るなどして情報提供施設の負担軽減とワーキンググループの作業負担の分散化を図ることをお勧めします（表5）。

ココが知りたい Q&A

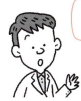

Q どのような抗菌薬の使用量を調査すべきでしょうか？

A まずは抗MRSA薬や広域スペクトラムの抗菌薬から始めるとよいでしょう

　抗MRSA薬やカルバペネム系薬などの広域スペクトラムの抗菌薬は，届出制などによりすでにそれぞれの施設で使用量をモニターしていることが多いでしょう。このようにすでに

調査しているデータを利用することで負担なく地域で情報共有することができます。地域でのディスカッションが進むにつれ，興味のある抗菌薬の調査を増やしていくとよいでしょう。

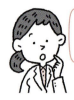
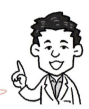

Q 問題点や興味深い現象に対する解決や証明につながるような調査項目を選定するコツを教えてください。

A 過去の論文や学会発表が参考になります

そのほかにも，地域ネットワーク内の他の施設の感染対策上の経験，例えばある対策を取り入れたら抗菌薬の使用量が適正化されたなどの事例を参考とし，その対策の実施の有無を調査するといったアプローチができます。

❹ 地域特性の把握と活用

　地域でのネットワークが構築され，地域内の抗菌薬の使用状況の調査検討が行われるようになったら，他の地域ネットワークや全国調査のデータと自分の地域ネットワークのデータを比較してみるとよいでしょう（図4，5）。多くの菌種で薬剤感受性には地域差があることが報告されています。自分の地域の薬剤感受性の特性を把握し，全国調査のデータと大きく異なるようであれば，抗菌薬適正使用の基準を検討することも考える必要があります。つまり，ある感染症の原因菌として検出される菌種が全国調査と異なるのであれば，第一選択として使用すべき抗菌薬の種類も異なることになり，抗菌薬使用量調査結果の解釈もその地域にあわせた評価をすべきです。さらに，ある病原菌の特定の薬剤に関する感受性や検出率，MIC_{90}などが全国調査と大きく異なるのであれば，抗菌薬の種類や投与方法に関するガイドラインでの推奨内容を詳細に確認し，その推奨が，自分の地域での使用方法として最善かどうかを検討する必要もあるでしょう。地域での病原菌の検出状況が特異的であるにもかかわらず，地域での抗菌薬の使用傾向が全国調査での傾向と同じである場合，その一般的な抗菌薬の使用方法は，その地域にとっては適切ではない可能性があります。このような場合には，地域内での抗菌薬使用に関して，感染症専門医と詳細な検討を行い，検討の結果次第では特定の感染症に対する抗菌薬使用に関して地域内ルールを設定

用語解説 ● MIC_{90}

　MIC（minimal inhibitory concentration：最小発育阻止濃度）とは細菌の発育が認められなかった抗菌薬の濃度の最小値（$\mu g/mL$）であり，この濃度以上で感受性を示します。MIC_{90}はある抗菌薬にとって，ある菌種の90％の発育を阻止するMICのことです。特定の微生物に対する複数の抗菌薬のMIC_{90}を比較した際に，MIC_{90}の低い抗菌薬ほどその菌種に感受性である確率が高いことになり，MIC判明前のエンピリック治療に用いやすい薬剤ということになります。

11 地域連携における使用量調査の利用

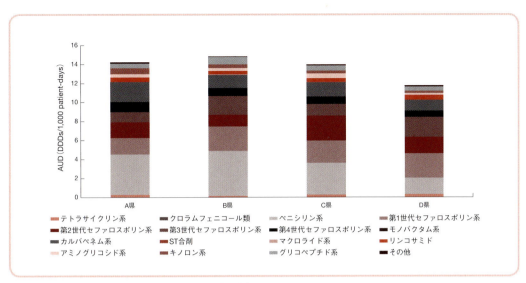

図4 県ごとの抗菌薬の系統別使用状況調査の例

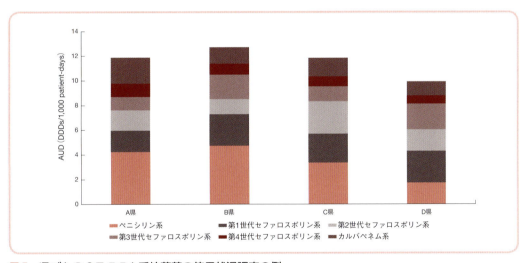

図5 県ごとのβラクタム系抗菌薬の使用状況調査の例

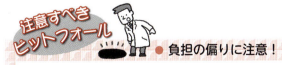

● 負担の偏りに注意！

　地域での共同調査においては，調査担当者や解析担当者の負担という点に目が届かず，特定のモチベーションの高い施設やその担当者のみに負担が偏るようなことになりがちです．ネットワーク全体で負担の分散化を心がけることが，さまざまな調査を継続して実施していくうえでのポイントになります．

することも考慮する必要があります。このように，地域において連携して抗菌薬使用量調査を実施することで，地域特性を加味した抗菌薬適正使用に活かすことが可能です。

⑤ これからの課題

　地域連携による抗菌薬の使用量調査を地域の抗菌薬適正使用や感染対策の見直しに利用する活動を推進していくことが望まれます。地域医療における感染対策を充実していくためには，これらの結果はネットワーク内のみに提供するのではなく，地域の診療所など，ネットワークに参加していない医療機関にも積極的に公開し，共有すべきであることは間違いありません。しかし，前述のとおり調査には人的労力と費用が必要です。このため，学会発表や論文執筆という学術的媒体を介する形ではなく，ネットワーク不参加の施設も含めた地域の医療機関へ無償で直接情報提供するような活動はなかなか進まないかもしれません。今後，地域の行政機関等による資金面や環境面での支援が期待されるところです。

　また，前述のようにJANISでは抗菌薬使用量のサーベイランスは行っていませんが，これと連携し医療機関間での抗微生物薬の適正使用（AMS）の量的・質的な評価に用いることの有用性について評価が進んでいます。その一つである厚生労働科学研究費補助金事業の抗菌薬使用動向調査システム（Japan Antimicrobial Consumption Surveillance；JACS）は，日本における医療施設の抗菌薬使用量や感染対策の状況を経年的に把握できるネットワーク構築を目指して立ち上げられました。JACSは感染対策における地域連携を深める材料として，得られた情報をフィードバックすることにより，感染対策の質をさらに向上させ，国民に還元することを目的としてお

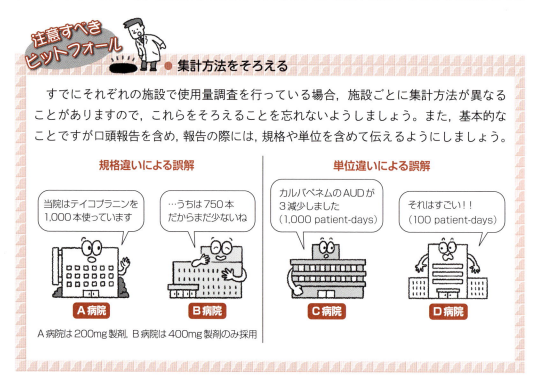

● 集計方法をそろえる

　すでにそれぞれの施設で使用量調査を行っている場合，施設ごとに集計方法が異なることがありますので，これらをそろえることを忘れないようしましょう。また，基本的なことですが口頭報告を含め，報告の際には，規格や単位を含めて伝えるようにしましょう。

11 地域連携における使用量調査の利用

り，その有用性が期待されています。今後，このような取り組みを広げ，データを積極的に活用できる仕組みが広がっていくことが望まれます。

参考文献

1) 賀来満夫：地域支援ネットワーク―これからの展望．インフェクションコントロール，16(3)：266-269，2007
2) 賀来満夫，他：感染症・感染制御のトレンドと未来に向けての地域ネットワーク．医学のあゆみ，231(1)：5-10，2009
3) 賀来満夫，他：病院感染対策のネットワーク化：薬剤師のための感染症マニュアル第3版（日本病院薬剤師会・監）．薬事日報社，pp391-397，2011
4) 厚生労働省保険局医療課事務連絡：疑義解釈資料の送付について（その1），平成26年3月31日付（http://www.mhlw.go.jp/file/06-Seisakujouhou-12400000-Hokenkyoku/0000043535.pdf）
5) 厚生労働省保険局医療課事務連絡：疑義解釈資料の送付について（その2），平成26年4月4日付（http://www.mhlw.go.jp/file/06-Seisakujouhou-12400000-Hokenkyoku/0000043085.pdf）
6) 厚生労働省：院内感染対策サーベイランス事業（JANIS）（http://www.nih-janis.jp/）
7) 厚生労働省医政局地域医療計画課事務連絡：「薬剤耐性菌対策に関する提言」の送付について，平成27年4月1日
8) 国際的に脅威となる感染症対策関係閣僚会議：薬剤耐性（AMR）対策アクションプラン（http://www.mhlw.go.jp/file/06-Seisakujouhou-10900000-Kenkoukyoku/0000120769.pdf）

索引

英数字・記号

A
AHI ……………………………………… 33
AMS ………………………… 68, 100, 116
AMSガイドライン ……………………… 69
anatomical main group ……………… 4
antibiotic ……………………………… 70
antibiotic heterogeneity …………… 30
antibiotic heterogeneity index …… 33
antibiotic pressure control ………… 30
antimicrobial ………………………… 70
antimicrobial stewardship
…………………………… 11, 68, 100
antimicrobial stewardship programs
………………………………… 69, 78
antimicrobial stewardship team …… 69
Antimicrobial stewardshipガイドライン
……………………………………… 69
antimicrobial use density ……… 8, 12
ASPs ……………………………… 69, 78
ASPガイドライン ……………………… 70
AST ……………………………………… 69
ATC/DDDシステム ………………… 2, 81
ATCコード ……………………………… 82
ATC分類 ………………………………… 3
AUD ………………………… 8, 12, 35, 78
AUD/DOT ………………………… 15, 82
AUDの単位 ……………………………… 7

C
chemical subgroup …………………… 4
chemical substance …………………… 4
CLSI ………………………………… 40, 56
CLSI 2007 …………………………… 56
CLSI 2012 …………………………… 56
CPE …………………………………… 44
CRE …………………………………… 44

D
daily rotation ………………………… 31
days of therapy ………… 6, 12, 100
DDD …………………………… 4, 88, 100
DDDs …………………………………… 8
DDDs/patient-days ………………… 79
de-escalation ……………………… 32, 101
defined daily dose ……………… 4, 100
DOT ……………………… 6, 12, 79, 100
DOTs/patient-days ………………… 79
DOTの単位 …………………………… 17

E
ESAC-Netサーベイランス ………… 81
Etest …………………………………… 40
EUCAST ……………………………… 40
European Committee on Antimicrobial Susceptibility Testing ………… 40

G
GCU …………………………………… 61
Global-PPS …………………………… 24

GRADE システム ……………………… 70
growing care unit ………………… 61
H
HCU ……………………………………… 59
HOT番号 ………………………………… 2
I
ICER ……………………………………… 75
ICT ………………………… 12, 30, 44, 69
ICU ……………………………………… 58
IDSAガイドライン …………………… 100
IMPRESS ……………………………… 24
incidence ……………………………… 22
incremental cost-effectiveness ratio
………………………………………… 75
infection control nurse …………… 100
infection control team
………………………… 12, 30, 44, 69
INN ……………………………………… 2
IU ………………………………………… 7
J
JACS ………………………………… 120
JANIS …………………… 46, 52, 111
Japan Antimicrobial Consumption Surveillance …………………… 120
Japan Nosocomial Infections Surveillance ……………………… 52
JAPICコード …………………………… 2

L
length of therapy ……………… 15, 100
LOT ……………………………… 15, 100
M
MIC ……………………… 40, 55, 118
MRSA発生指数 ……………………… 93
N
NESID ………………………………… 55
NICU ………………………………… 60
P
PAMS …………………………………… 31
PCR法 ………………………………… 44
PDCAサイクル ……………………… 101
PDD ……………………………………… 4
periodic antibiotic monitoring and supervision ……………………… 31
pharmacokinetics/pharmacodynamics
………………………………………… 12
pharmacological subgroup ………… 4
PK/PD ………………………………… 12
Point prevalence survey …………… 22
PPS …………………………………… 22
prescribed daily dose ……………… 4
prevalence …………………………… 22
Q
QALYs ………………………………… 75
QOL …………………………………… 75
quality of life ……………………… 75

R
RDD ································ 4
recommended daily dose ············ 4

S
Spauldingの分類 ················ 94
SSI ································ 58
Standard Unit ···················· 80

T
TDM ······························ 73
therapeutic subgroup ············· 4
two-drug rotation ················ 31

U
UD ································ 6

V
VLOOKUP関数 ···················· 82

Y
YJコード ······················· 2, 82

1
1日仮想平均維持量 ················ 4
1日量の推奨量 ···················· 4

％
％ AUD ··························· 35

和文

ア
アウトカム評価 ··················· 75
アウトブレイク ··················· 31
アンチバイオグラム ··············· 44

医薬品一般的名称 ··················· 2
医薬品分類法 ······················· 2
医療関連感染症 ··················· 22
医療現場における手指衛生のための
ガイドライン ···················· 100
院内感染症サーベイランス ········ 58

カ
解剖学的メイングループ ············ 4
化学的サブグループ ················ 4
化学物質 ·························· 4
カテーテル関連血流感染症 ········ 59
還元情報 ························· 61
感受性データ ····················· 40
感染管理看護師 ·················· 100
感染症発生動向調査 ··············· 55
感染症法 ························· 43
感染制御チーム ·········· 12, 44, 69
感染防止対策 ···················· 110
感染防止対策加算 ············ 46, 110
感染防止対策地域連携加算
···················· 46, 64, 110
九州山口感染制御専門・認定薬剤師連絡会議
································ 113
ケアミックス病院 ················· 61
血流感染サーベイランス ·········· 22
検査部門 ····················· 55, 64
検出率 ·························· 118
公開情報 ························· 61

抗菌薬感受性率表 ………………………… 45
抗菌薬許可制 ……………………………… 30
抗菌薬サイクリング ……………………… 31
抗菌薬使用状況調査 …………………… 112
抗菌薬使用動向調査システム ………… 120
抗菌薬使用密度 …………………………… 8
抗菌薬使用量調査 ………………………… 9
抗菌薬使用量評価 ……………………… 12
抗菌薬適正使用支援 ……………… 11, 68
抗菌薬届出制 ………………………… 30, 73
抗菌薬ミキシング ………………………… 31
厚生労働省院内感染対策サーベイランス事業
………………………………… 46, 52, 111
高度治療室 ………………………………… 59
厚労省コード ……………………………… 82
コード表 …………………………………… 53
国際一般名 ………………………………… 2
国際単位 …………………………………… 7

サ

最小発育阻止濃度 ………… 40, 55, 118
実際に処方されている用量 ……………… 4
質調整生存年 …………………………… 75
集中治療室部門 …………………… 58, 65
手指衛生ガイドライン …………………… 90
手指衛生指数 ……………………………… 93
手指衛生遵守率 …………………………… 90
手指消毒薬 ………………………………… 90
手指消毒薬必要量 ………………………… 90

手術手技コード …………………………… 58
手術部位感染部門 ………………… 58, 65
消化器内視鏡の洗浄・消毒マルチソサエティ
ガイドライン ……………………………… 94
消毒薬 ……………………………………… 90
承認番号 …………………………………… 2
使用比率 …………………………………… 35
情報共有 ………………………………… 112
人工呼吸器関連イベントサーベイランス
……………………………………………… 22
人工呼吸器関連肺炎 ……………… 22, 59
新生児集中治療室部門 …………… 60, 65
精度管理 …………………………………… 54
全入院患者部門 …………………… 56, 64
全入院患者部門の薬剤耐性菌感染症患者の
報告対象について ……………………… 57
増分費用対効果比 ……………………… 75

タ

ターゲットサーベイランス ……………… 22
多施設サーベイランス …………………… 85
地域特性 ………………………………… 118
地域連携 ………………………………… 110
中水準消毒薬 …………………………… 96
調査票 ……………………………………… 27
治療的サブグループ ……………………… 4
治療薬物モニタリング …………………… 73
低水準消毒薬 …………………………… 96
ディスク拡散法 …………………………… 40

データフォーマット …………… 53
統一商品コード ……………… 2

ナ
長崎県薬剤耐性菌調査ネットワーク …… 46
日本化学療法学会 ……………… 40
日本標準商品分類番号 ………… 2
尿路感染症 ……………………… 59

ハ
配合剤 …………………………… 6
箱ひげ図 ………………………… 61
発生率 …………………………… 22
ピボットテーブル機能 ………… 82
微量液体希釈法 ………………… 40
ブレイクポイント ……………… 40
プロセス評価 …………………… 75

マ
持ち込み症例 …………………… 57
問題菌警告メール ……………… 54

ヤ
薬剤感受性 ……………………… 118
薬剤感受性検査 ………………… 40
薬剤感受性判定基準 …………… 40
薬剤耐性菌（AMR）対策アクションプラン
 ……………………………… 50, 116
薬剤耐性菌サーベイランス …… 55
薬理学的サブグループ ………… 4
薬価基準収載医薬品コード ……… 2, 82
薬価情報コード ………………… 82

薬効分類番号 …………………… 2
有病率 …………………………… 22
ユニットドーズ ………………… 6

ラ
リサーチクエスチョン ………… 74
リスクアセスメント …………… 74
レセプト電算処理システムコード ……… 2

すべての医療機関で役立つ
抗菌薬耐性対策サーベイランス必読ガイド

定価　本体3,000円（税別）

平成28年8月31日　発　行

編　集　　村木 優一　　北原 隆志　　西村 信弘
　　　　　（むらき ゆういち）（きたはら たかし）（にしむら のぶひろ）

発行人　　武田 正一郎

発行所　　株式会社　じ ほ う

　　　　　　101-8421　東京都千代田区猿楽町1-5-15（猿楽町SSビル）
　　　　　　電話　編集　03-3233-6361　販売　03-3233-6333
　　　　　　振替　00190-0-900481
　　　　　＜大阪支局＞
　　　　　　541-0044　大阪市中央区伏見町2-1-1（三井住友銀行高麗橋ビル）
　　　　　　電話　06-6231-7061

©2016　　イラスト　松永 えりか　　組版　西嶋 正　　印刷　シナノ印刷（株）
Printed in Japan

本書の複写にかかる複製，上映，譲渡，公衆送信（送信可能化を含む）の各権利は株式会社じほうが管理の委託を受けています。

JCOPY ＜（社）出版者著作権管理機構　委託出版物＞
本書の無断複製は著作権法上での例外を除き禁じられています。
複製される場合は，そのつど事前に，（社）出版者著作権管理機構（電話 03-3513-6969，FAX 03-3513-6979，e-mail：info@jcopy.or.jp）の許諾を得てください。

万一落丁，乱丁の場合は，お取替えいたします。
ISBN 978-4-8407-4883-4